针灸歌赋选按

吴郡葛惠男题

针灸歌赋选按

欧阳八四 著

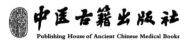

中医古籍出版社

Publishing House of Ancient Chinese Medical Books

图书在版编目（CIP）数据

针灸歌赋选按/欧阳八四著. —北京：中医古籍
出版社，2022.7

ISBN 978-7-5152-2062-8

Ⅰ.①针… Ⅱ.①欧… Ⅲ.①针灸疗法-方歌 Ⅳ.
①R245

中国版本图书馆 CIP 数据核字（2020）第 156183 号

针灸歌赋选按

欧阳八四　著

责任编辑　王益军
封面设计　河北源澜文化传播有限公司
出版发行　中医古籍出版社
社　　址　北京市东城区东直门内南小街 16 号（100700）
电　　话　010－64089446（总编室）010－64002949（发行部）
网　　址　www.zhongyiguji.com.cn
印　　刷　廊坊市鸿煊印刷有限公司
开　　本　710mm×1000mm　1/16
印　　张　20
字　　数　350 千字
版　　次　2022 年 7 月第 1 版　2022 年 7 月第 1 次印刷
书　　号　ISBN 978-7-5152-2062-8
定　　价　89.00 元

内容提要

　　本书作者欧阳八四教授从事针灸工作数十年，反复阅读历代针灸大师们的著作从中获得灵感，结合自己的实践与体会，选取了58首认为对自己针灸理论与临床确有提高的针灸歌赋编撰成书。其中经络歌赋类10首，腧穴歌赋类16首，刺灸歌赋类11首，治疗歌赋类21首。每首歌赋以概述、歌赋原文和按要等三部分为体例，着重介绍歌赋的来源、内容以及现代应用，文中涉及了当代许多学者的研究成果，可供针灸学习者参考。

目　录

针灸歌赋概述

　　歌赋属于文学作品中的韵文体，即排列规则、讲究韵律的文体，与散文相对。韵文体的形式主要是诗歌，还包括辞赋、词曲等。不同时代流行的韵文体各有差异，春秋时期以诗歌为主，代表作为《诗经》，是以四言为主的诗歌；战国时期以辞为主，以楚辞为代表，是屈原创作的一种新诗体，《离骚》《九歌》《天问》等为其代表作；汉代时期以赋为主，称之为汉赋，是一种有韵的散文，盛极一时，贾谊的《吊屈原赋》、枚乘的《七发》、司马相如的《子虚赋》、扬雄的《甘泉赋》、班固的《两都赋》、张衡的《二京赋》、左思的《三都赋》等是其代表；六朝时期以骈文为主，称之"六朝骈文"，是中国古代文学特有的一种文言文文体，体现了魏晋南北朝文人逐渐重视诗文的音乐美和形式美的心态，鲍照的《登大雷岸与妹书》、丘迟的《与陈伯之书》、吴均的《与宋元思书》、陶弘景的《答谢中书书》、庾信的《哀江南赋序》等是其代表；唐宋元时期以诗、词、曲为主，史称唐诗、宋词、元曲，可谓中国文学发展的一大高峰，涌现了李白、杜甫、苏轼、辛弃疾、关汉卿、马致远等一大批巅峰人物，各有千古传诵代表作；明清文学虽以小说为主，但在诗词、曲赋等方面也有长足发展。

比较诗、词、赋等韵文体的特点，一般来说诗言志，歌咏言，赋传情。正如《毛诗序》中所言："诗者，志之所之也，在心为志，发言为诗，情动于中而形于言，言之不足，故嗟叹之；嗟叹之不足，故咏歌之；咏歌之不足，不知手之舞之，足之蹈之也。"《两都赋序》亦言："或曰：赋者，古诗之流也。"《文心雕龙·诠赋》："《诗》有六义，其二曰赋。赋者，铺也，铺采摛文，体物写志也。"优美的汉语讲究文字简要，常常以浓缩的表层形式包含着丰富的深层意义。王充在《论衡·自纪》篇中言："文贵约而指通，言尚省而趋明。"刘勰在《文心雕龙·熔裁》中也言："句有可削，足见其疏，字不得减，乃知其密。精论要语，极略之体。"清代刘大櫆在《论文偶记》中更是明确指出："凡文笔老则简，意真则简，辞切则简，味淡则简，气蕴则简，品贵则简，神远而含藏不尽则简，故简为文章尽境。"这些大概是歌赋等文体兴盛的根本原因。

有言："诗者，立诸情辞，形诸意象，发撼性灵，志夫天理者也；医者，察标求本，援证设方，扶正祛邪，全身葆命者也。以是意者遂谓其如风马牛，两不相及。"问者自答："诗者，心之属也；医者，身之属也。夫心之所须存乎身，身之所须主乎心。其常其变，恒必同之，斯二而一，道之本也。故循流讨源，乃知厥来攸自，身也亦不二焉。"（清代潘楫《医灯续焰》）作为实用性较强的针灸歌赋，采用韵文作为表述的载体，应该与作者抒发个人情感没有太大的关系了，只是借用歌赋具有节奏和韵律感等特点，对语言进行高度概括，以使之成为易记易诵的歌赋口诀。窦汉卿作"通玄指要赋"之旨就在于"念兹腧穴而易忘，借其声韵则易记"。高武在《针灸聚英》中也指出："世俗喜歌赋，以其便于记诵。"

那么，古代针灸歌赋是从什么时候出现的呢？

从现存文献来看，宋代以前尚未见有典型的针灸歌赋。许多人认为载于孙思邈的《千金要方》中的"孙思邈先生十三鬼穴歌"是最早出现的针灸歌赋，其实这是一种错误的观点。《千金要方》中并未出现针灸歌赋，虽然卷十四载有亡名氏"治诸横邪癫狂针灸图诀"，但有"诀"之名，并无"歌"之实，因为此"诀"非以歌诀形式写成，与现今所见之"孙思邈先生十三鬼穴歌"相差较远。该"图诀"在《千金翼方》卷二十七中，又名为"针邪鬼病图诀"，谓法出扁鹊。郭世余在其所撰《中国针灸史》中认为亡名氏十三针法属两晋南北朝之作，且最初并非以歌赋形式写成，"图亡了，《千金》仅记其诀"，"孙思邈先生十三鬼穴歌"是后人据载于《千金方》中的内容重新撰写而成的歌赋（本书第四章第六节"孙真人十三鬼穴歌"之"按要"，录有《千金要方·风癫第五》关于十三鬼穴的内容，可参阅之）。

针灸歌赋最早的见载是在宋时崇宁元年（1102 年）《琼瑶神书》中。是书原题宋代琼瑶真人著，据明代《国史经籍志》所载认为是宋徽宗崇宁间人刘党所著，故疑刘党即琼瑶真人姓名。《琼瑶神书》是一部以歌诀阐述针灸理论之专著，书中绝大部分内容以五言、七言歌诀形式写成，内容包括经络、穴位、针刺手法、运气流注、特定穴配伍及治疗处方等，共载歌诀 328 首。特别是所举 70 余种病证的针刺治疗歌赋，融处方、配穴、手法于一体，阐发针灸之真谛，这是迄今为止第一部用歌诀的形式阐述针灸理论的专著。继《琼瑶神书》之后，北宋王惟一编撰的《铜人腧穴针灸图经》中也有3首针灸歌赋，是关于针灸禁忌的"人神""血忌"和"避太一法"。除以上两书外，两宋时期未见其他针灸歌赋。

针灸歌赋的兴盛时期是在金元时期，即12至14世纪中期，大约200多年时间。这一时期的医家在继承唐宋针灸医学的基础上各抒己见，名医众多，佳作辈出，门户派别盛行，针灸发展亦越见起色，崇尚针灸歌赋者越见增多。金元时期的针灸歌赋内容多为首创，有较高的理论价值和临床价值，很多成为千古传诵的名篇。如何若愚的"流注指微针赋"，窦汉卿的"标幽赋""流注通玄指要赋"，席弘的"席弘赋"，王国瑞的"玉龙歌"，滑寿的"十四经脉气所发篇"等，都是对后世产生了深远影响，这些歌赋在整个针灸发展历程中有着不可取代的历史地位。

针灸歌赋发展的鼎盛时期应该是在明代，即14世纪初期至17世纪中期，大约270多年的时间。这一时期的针灸医学蓬勃发展，针灸歌赋不仅数量繁多，内容也广泛涉及临床选穴配穴规律、针刺手法、经穴考据，以及时间针法等各个方面，密切结合了当时的针灸学术特点。

明代的针灸歌赋主要见于以下四类著作：

第一类是对学派经验的总结。这类著作理论较专一论述更为系统，其中的歌赋便是对学派经验的提炼。如陈会的《神应经》"百穴法歌"便是对席弘学派的针法特色的提炼，又如凌氏学派的"铜人指要赋""拦江赋"便是对凌云针法特色的再现。

第二类偏重于对历代文献的汇集和整理。如刘纯的《医经小学》、徐凤的《针灸大全》、陈言的《杨敬斋针灸全书》、杨珣的《针灸集书》、高武的《针灸聚英》、杨继洲的《针灸大成》等，在这一类的著作中汇集了大量的针灸歌赋，而且大部分歌赋是承袭前人，未经改动。有的直接标明出处，有的并未标明，当然在这一类著作中的歌赋也不乏为作者首创。

第三类是与经络考据密切相关的著作。如夏英的《灵枢经脉翼》、张三锡的《经络考》、翟良的《经络汇编》等，这些著作中也存在着大量的针灸歌赋，有的则全书以韵语行文，如张三锡的《经络考》。明代这些著作的出现与明朝政府重视明堂之学有关，明代政府重视明堂之学的流传，这从正统八年明朝《御制重修铜人腧穴针灸经序》，一文中可以得到充分体现。

第四类是带有作者鲜明个人观点的综合类文献。如汪机的《针灸问对》，吴昆的《针方六集》，张景岳的《类经》《类经图翼》《类经附翼》等，这一类著作敢于质疑前人之旧见，对历代歌赋也能明确指出其中模棱两可之处，并取其精华，弃其糟粕，对原有的歌赋大胆改编，对推动针灸学及针灸歌赋的进步和发展起到了积极的作用。

当然以上分类只是一种大概，各著作中的歌赋也有交集，现择其要者分述之：

刘纯所著《医经小学》：是一部参阅诸家学说，集其精要，以韵语形式编纂而成的综合性书籍，全书分脉诀、经络、病机、治法、运气等6个部分。其中卷三主要论述经穴、主治和针灸法，有针灸歌赋17首，包括经穴类7首、流注类3首、八法八穴类1首、针法类1首和针灸禁忌类5首。这些歌赋多为首创，后因徐凤在《针灸大全》一书中对本书的歌赋的引用，从而使之在后世广泛传播，当今许多朗朗上口的针灸歌赋如"经脉交会八穴歌""十二经井荥输经合歌"等便是出自《医经小学》。

徐凤所撰《针灸大全》：有反映针灸基础和临床歌赋达74首，56首首见。首载完整的"马丹阳天星十二穴并治杂病歌"（补充太冲穴内容），与王国瑞《扁鹊神应针灸玉龙经》中的"天星十一穴歌"相比较，文字有差异。该歌诀《针灸聚英》转载，名"薛真人天星十二穴歌"，《针灸大成》亦载录，文字各有出入。从文辞看，"十一穴"歌较为朴实，主治内容与宋代王惟一的《铜人腧穴针灸图经》相符，而"十二穴"歌则明显经过修改和补充。除此之外，"席弘赋""灵光赋"首见于《针灸大全》，被《针灸聚英》《针灸大成》选录的"杂病十一穴歌"也是首载其书，但题名为"治病十一证歌"，名称不同，内容相同。《针灸大全》还介绍了"标幽赋"和窦氏的"八法流注按时定穴"等歌括10首，特别是所载的"金针赋"是在学习其老师和传习窦汉卿针法的基础上结合自己对针刺手法的深刻理解而写成，使金元时期窦汉卿等人的各派针法不至于失传。

朱权编撰《乾坤生意》：首载"长桑君天星秘诀歌"和"四总穴歌"。"长桑君天星秘诀歌"当代针灸学家李鼎教授认为此歌所述内容出于席弘流派，文词多见"席弘赋"。

陈会撰、刘瑾辑校之《神应经》：首载"天元太乙歌"（现存《神应经》未载，据高武《针灸聚英》卷四条入），高武原记："右'天元太乙歌'，瞿仙所撰，今自《神应经》表录于此。"瞿仙，明代太祖朱元璋之子朱权别号，说明"天元太乙歌"原出自《神应经》。明著名医家吴昆的《针方六集》也载有"天元太乙歌"，但其内容与"席弘赋"无大出入，与《神应经》的"天元太乙歌"内容迥异。

高武所著《针灸聚英》：集辑了明以前的歌赋，如"十四经穴歌""流注指微赋""标幽赋"等，共91多首，涉及经络、腧穴、针法、治疗、流注等各个方面，其中54首皆首见此书。"回阳九针歌""行针指要歌""肘后歌""百症赋""玉龙歌""拦江赋"等临床歌赋均是首次录入。高武重视收集历代的针灸歌赋，使后者得以全面观察金元时期及明代针灸鼎盛时期的各家学说。

杨继洲所著《针灸大成》：是书内容丰富，资料全面，流传甚广。全书收集、撰写歌赋达89首，24首为首见，是继《针灸聚英》后又一部辑录针灸歌赋较全的书籍。如与临床处方配穴有关的"十二经治症主客原络歌""行针总要歌""十二经病井荥俞经合补虚泻实歌""胜玉歌"等都载录于是书。"胜玉歌"是杨氏家传配穴处方的经验总结，鉴于当时"玉龙歌"盛行，为表示"胜玉歌"之临床特点，引起针灸同行重视，故名胜玉。

张景岳所著《类经图翼》《类经附翼》：两书分别收集"十四经针灸要穴歌""针灸诸赋十首"等，《图翼》所列歌赋26首，《附翼》所列歌赋11首。

李梴所著《医学入门》：书中载有"井荥俞经合歌""天元太乙歌""杂病穴法歌"等，全书共载针灸歌赋27首，除"十五络脉"和"奇经八脉"出自《医经小学》，其余25首皆首见于此书。

明代针灸歌赋在继承前人的基础上又有新的发展，针灸歌赋的盛行是与当时的学风、社会环境及著者本身的学术素养分不开的。诸医家对歌赋的褒贬各不相同，汪机认为经络歌赋是"先贤以歌括之，欲人易记诵耳，安可不读"。吴昆虽然把歌赋视为小道，但却主张"小言虽卑近，亦高远之阶梯"。总体来看，明代针灸界对于歌赋基本上持肯定的态度。

清代是针灸歌赋的衰落时期，即17世纪初叶至20世纪初，大约近300年的时间。由于清政府不重视针灸，在清朝针灸医学或兴或衰几经周折，清初、中期针灸医学仍有一定发展，至清末清政府废止针灸，阻碍了针灸医学的发展，针灸歌赋也没有大的发展，多数是对已有针灸歌赋的编纂或稍作完善，内容也较为单调，题材多偏向于经络孔穴的考据，没有能体现医家独特学术见解和临床经验的歌赋出现，到了清末，已基本没有新的歌诀问世。

清代收录针灸歌赋最多的著作是《医宗金鉴》。本书由清政府组织吴谦等医家编写，其中"刺灸心法要诀"专论针灸，几乎全用七言诗歌编成，歌诀多达165首，约百分之八十与经穴相关，有"十四经要穴主治歌""杂病奇穴主治歌"（多论灸法）等。清代其他针灸歌诀及编写医家有：李学川撰"症治要穴歌"，廖润鸿撰"考正周身穴法歌"，唐大烈撰"周身经络总诀"，王乾撰"神应经百穴法歌"，夏云撰"经络穴道简歌"，柯茅松撰"经穴分寸歌"和"针灸歌诀"，汪昂撰"经络歌诀"，李守先撰"寻穴歌""手法歌"，周世教撰"十一募""八会穴"，蔡乃庵撰"奇经八脉及脉要歌诀"，等等。此外，还有成书于清康熙之前的《凌门传授铜人指穴》一卷，作者不详，收集歌赋83篇，主要为常见的针灸治疗歌赋，以及经络穴位、子午流注、针灸禁忌等类歌赋，其中针灸治疗歌赋颇具特色，简明实用。

清代针灸歌赋多力求明了易懂，但过于偏重经脉循行和腧穴定位等基础方面，临床有关的证治歌诀编写较少，与金元和明朝的针灸歌赋相比，歌赋的内容未免过于单调。

以上是针灸歌赋历代的大致概述。

从针灸歌赋的内容看，主要包括了基础和临床等各方面，基本可以分作以下五类：综合治疗类，经穴定位类，流注针法类，八法八穴类和针刺禁忌类。其中综合治疗类是历代医家学术思想和临床经验的直接体现，内容涵盖医理医论、临证取穴、配穴方法、针刺手法等各个方面，如"标幽赋""玉龙歌""席弘赋"等历代传诵的名篇皆属此类。这类歌赋多创作自金元时期，到明代被大量收录和整理至各类文献，也有部分为明代医家所创，至清代则基本未见首创者。经穴定位类歌赋也是数量较大的一类歌赋。这类歌赋注重对经穴的整理和考据，元代滑寿的"十四经脉气所发篇"是这一类中最早出现的歌诀，对后世有深远影响，至明代，这一类的歌赋数量明显增多。子午流注针法盛行于金元，至明代得到进一步完善，清代则进一步继承和发展，因此这一类歌赋也出现在各类文献中。此外八法八穴类和针刺禁忌类歌赋内容也较为丰富。

古语云："言之无文，行之不远。"古代诗词歌赋是中华民族传统文化凝练的精髓，中医药知识根植于中华民族文化。一篇医学论著或是专篇，如果没有恰到好处的语言表达，则会在一定程度影响其效果和流传。针灸歌赋是针灸学的重要组成部分，它是用歌赋两种韵文来概述千百年来的针灸基础理论和临床治疗经验，文字凝练，词略义广，读来音韵顺口，使学者便于记忆，成为针灸学术传承和传播的重要载体。在当下"传承精华，守正创新"中医大发展的背景下，注重针灸歌赋的传承与创新，意义更显重大。笔者选取历代针灸歌赋 58 首，按经络、腧穴、刺灸、治疗分类，述概要、列原文、加按要，阐解所选针灸歌赋的背景、内容和作用，可为针灸学习者之参考。

欧阳八四

2019 年 11 月

第一章 经络歌赋

第一节 周身经络部位歌

此歌赋首见于《类经图翼》，为明代杰出医学家张景岳所著。张景岳，本名介宾，字会卿，号景岳，别号通一子，浙江会稽（今浙江绍兴）人。生于明嘉靖四十二年（1563 年），卒于明崇祯十三年（1640 年），为温补学派的代表人物，也是实际的创始者。著有《类经》《类经图翼》《类经附翼》《景岳全书》等中医学经典著作，学术思想对后世影响广泛。"周身经络部位歌"阐述了十四经的循行特点，包括经脉起止部位及中间循行所经过的重要部位，《脉诀汇编》《神灸经论》《针灸逢源》等著作转载此歌赋。

本歌赋选自《类经图翼》。

一、歌赋

脉络周身十四经，六经表里督和任。

阴阳手足经皆六，督总诸阳任总阴。

诸阳行外阴行里，四肢腹背皆如此。

督由脊骨过龈交，脐腹中行任脉是。

足太阳经小指藏，从跟入腘会尻旁，

上行夹脊行分四，前系睛明脉最长。

少阳四指端前起，外踝阳关环跳里，

从胁贯肩行曲鬓，耳前耳后连眦尾。

大指次指足阳明，三里天枢贯乳行，

腹第三行通上齿，环唇侠鼻目颧迎。

足有三阴行内廉，厥中少后太交前。

肾出足心从内踝，侠任胸腹上廉泉，

太厥两阴皆足拇，内侧外侧非相联。

太阴内侧冲门去，腹四行兮挨次编。

厥阴毛际循阴器，斜络期门乳肋间。

手外三阳谁在上，阳明食指肩髃向，

颊中钻入下牙床，相逢鼻外迎香旁。

三焦名指阳明后，贴耳周回眉竹凑。

太阳小指下行低，肩后盘旋耳颧遘。

还有三阴行臂内，太阴大指肩前配，

厥从中指腋连胸，极泉小内心经位。

手足三阳俱上头，三阴穴止乳胸游，

唯有厥阴由颡后，上巅会督下任流。

经脉从来皆直行，络从本部络他经。

经凡十四络十六，请君切记须分明。

二、按要

张景岳的医学思想体系主要体现在"水火命门说"。张景岳早年推崇丹溪之学，朱丹溪处于《局方》盛行的时代，医者每多滥用辛热燥烈药物而致伤阴劫液，故朱氏以"阳有余阴不足"立论。多年的临床实践后，张景岳逐渐摒弃了朱氏学说，私淑温补学派前辈人物薛己，崇尚"阳非有余，真阴不足"观点，进而逐渐形成了张氏以温补为主的思想体系，自出新意，创制了左归饮、右归饮、左归丸、右归丸、济川煎、玉女煎、两仪膏等著名方剂。

《类经》是张景岳最为重要的著作，其编撰"凡历岁者三旬，易稿者数四，方就其业"，成书于天启四年（1624年）。本书分经文为十二类、若干节，根据相同的内容，拟定标题，题下分别纳入两经原文后详加注释，并指出王冰以来注释《内经》的各家不足之处，条理井然，便于查阅，其注颇多阐发，成为后世医家研究《内经》的范本。

张景岳在编写《类经》的过程中，认为对其中意义较深、言而不能尽意之处应另详以图，有再加翼说的必要，故作《类经图翼》《类经附翼》。两书是关于针灸的著作，所罗经络腧穴及针灸治法等内容几乎包括了明末至1624年以前针灸学一切之概括面貌。《类经图翼》共11卷，卷一二为运气，卷三至卷十一为针灸，用图解方式以辅助《类经》注文之不足。《类经附翼》共4卷，表达《类经图翼》中意犹未尽的内容。

《类经图翼》和《类经附翼》中载有大量针灸歌赋。《图翼》所列歌赋多达26首，涉及多方面针灸内容。有关于子午流注的3首：

"十二经纳甲歌""十二经营行次序逆顺歌""十二经流注时序歌"，也有关于经络腧穴的"十四经针灸要穴歌""十二经脉起止歌""周身经络部位歌""十二经气血歌"，以及"肺经要穴歌""胃经要穴歌"等共 18 首，还有 5 首关于针灸避忌的歌诀。26 首歌诀中只有 2 首辑自前人，其余均为首见。《附翼》4 卷中有"天元太乙歌""玉龙赋""标幽赋""通玄指要赋""灵光赋""席弘赋""百症赋""长桑君天星秘诀歌""四总穴歌""千金十一穴歌""马丹阳天星十二穴歌"共 11 首。《附翼》中的歌赋完全是简单的收录，没有任何更改和注解。

张景岳的针灸学术思想主要体现在《类经图翼》中。

首先是推崇温补，倚重灸法。张氏作为一代温补派大师，注重用灸是其针灸思想的主要内容。张氏认为人之生气以阳为主，难得而易失者为阳，既失而难复者亦为阳，遂敢于不囿于陈俗，提出"阳非有余""真阴不足"及"人体虚多实少"等理论。对某些疾病的治疗，张氏认为温补的灸法胜于药物，主张补益真阴元阳，临证可常用温补之法。如《诸证灸法要穴》中说："凡用灸者，所以散寒邪，除阴毒，开郁破滞，助气回阳，火力若到，功非浅鲜。"他还总结灸法有三大作用：一是行气活血，亦即疏通经络，宣通血脉，行气散郁破滞；二是回阳补气，亦即驱寒散邪，升阳举陷，温补脾胃；三是散风拔毒，主要针对治疗痈疽等疾病。

其次是完善针灸图，拓展腧穴学。《类经图翼》中最有特色的就是绘制了大量的针灸图表。其中骨度部位图 2 幅，十二经图 4 幅，腧穴图 42 幅，脏腑形态图 12 幅，九针形态图 9 幅，其他有关图表

10幅，共79幅。除少部分是模仿前世之作，大部分是作者首次创制。如第五卷横向分别从头面部、喉口唇舌部、颈肩部、胸腹部、背部、胁肋部、四肢部、皮毛肌肉部、筋骨血脉部、脏腑部、前后阴部等部位展示了人体的经络。这种图文并茂的创新编排给后世很大的影响，也体现出张氏高明的思想创建。张氏结合自己的体会扩展了腧穴主治，《类经图翼》全书共记载从《甲乙经》《千金方》等多达20余种文献中所选摘十四经穴共计356穴，广征博引各家论说，将相关的针灸方附于各穴主治下，所附之方以单穴、双穴方为主，针对性较强。这样不仅便于考察腧穴主治与临证取穴处方的相关性，而且便于及时地总结前人的针灸治疗经验，大大地丰富了腧穴的主治内容。

再者就是阐述针刺以泻邪祛积。张氏虽然注重灸法，但对于针刺并不轻视，主要体现在针刺泻邪与祛积方面。如治霍乱"刺委中穴出血，或刺十指头出血，皆是良法。今西北之人，凡病伤寒热入血分而不解者，悉刺两手、腘中出血，谓之打寒，盖寒随血去，亦即红汗之类也。故凡病受寒热霍乱者，亦宜此法治之"。

"周身经络部位歌"是张景岳编写的关于十四经脉部位所在的歌诀，简明扼要，易于理解和记忆。十四经编排次序为：督脉、任脉、足太阳膀胱经、足少阳胆经、足阳明胃经、足少阴肾经、足太阴脾经、足厥阴肝经、手阳明大肠经、手少阳三焦经、手太阳小肠经、手太阴肺经、手厥阴心包经、手少阴心经。另外论述了络脉有十六条，张介宾在其问下注："十六络者，自十五络之外，复有胃之大络名曰虚里也。"

第二节　手足十二经所属歌

　　此歌赋见载于《医宗金鉴》。《医宗金鉴》是由清代太医吴谦负责编修的一部医学丛书，全书 90 卷，是我国综合性中医医书中最完善简要的一种。吴谦，字六吉，清朝安徽歙县人，宫廷御医，乾隆时为太医院院判，与张璐、喻昌并称为清初三大名医。

　　"手足十二经所属歌"叙述了手足十二经与五脏六腑的配属关系。作者注曰："五脏：心、肝、脾、肺、肾，六腑：胆、胃、大肠、小肠、膀胱、三焦，共包络分属手足三阴三阳，为十二经也。如肺手太阴、心手少阴、心包络手厥阴，手之三阴也；手太阳小肠、手阳明大肠、手少阳三焦，手之三阳也；足太阳膀胱、足阳明胃、足少阳胆，足之三阳也；足太阴脾、足少阴肾、足厥阴肝，足之三阴也。"

　　本歌赋选自《医宗金鉴·刺灸心法要诀》。

一、歌赋

五脏六腑共包络，手足所属三阴阳，

太阴足脾手肺脏，阳明足胃手大肠，

少阴足肾手心脏，太阳足膀手小肠，

厥阴足肝手包络，少阴足胆手焦当。

二、按要

《医宗金鉴》共 90 卷，15 个分册，历时 3 年得以完成。包括伤寒 17 卷，金匮 8 卷，名医方论 8 卷，四诊 1 卷，运气 1 卷，伤寒心法 3 卷，杂病心法 5 卷，妇科心法 6 卷，幼科心法 6 卷，痘疹心法 4 卷，种痘心法 1 卷，外科心法 16 卷，眼科心法 2 卷，刺灸心法 8 卷，正骨心法 4 卷。该书是由清代朝廷编订颁发的大型各科综合性医著，其内容丰富，各科论述全面，既总结明清以前医学学术成就并进行辑录，也汇集作者临证经验及医学见解，图、说、方、论俱备，歌诀助诵。编纂完成后，乾隆赐书名为《医宗金鉴》，正式确定该书名为《御纂医宗金鉴》，于 1742 年以武英殿聚珍本与尊经阁刻本印行，在全国推广，影响巨大。1749 年即被定为太医院医学教育的教科书，"使为师者必由是而教，为弟子者必由是而学"，逐步成为全国医学教与学的必读书、准绳。

《医宗金鉴》关于针灸方面的论述集中在"刺灸心法要诀"8 卷中。

《医宗金鉴·刺灸心法要诀》采取的是歌诀的形式，全书以歌诀为经，注解为纬。自卷七十九至卷八十六"刺灸心法要诀"部分就有歌 165 首，极大地丰富了古代针灸歌赋的内容。

全书中约八分之七的歌赋在强调经脉孔穴的内容，这与清代重视"明堂"之学的导向密切相关。这其中有关于经脉循行特点的歌诀 4 首，为"手足十二经所属歌""十二经起止歌""十二经穴周流歌"和"十二经气血多少歌"；有十二经脉和奇经八脉的循行歌、穴歌及分寸歌共 60 首，是在前人的基础上改编完备而成，清晰而全面地展现了全身经络腧穴的分布规律；有叙述特定穴的歌赋 13 首。

《医宗金鉴》对经脉的论述在卷八十一至卷八十三，卷八十四为奇经八脉内容。每条经脉按脏腑经文、经脉循行经文、循行歌诀、经穴歌诀、经穴分寸歌编排，其中脏腑经文多为《内经》《难经》《中藏经》及张介宾论述，经脉循行经文以《灵枢·经脉》内容为主。

这部分内容特点就是图文并茂，尤其是将经脉图和经穴图并列，意义非凡。唐代王焘《外台秘要》按照十二经脉循行顺序排列，并将腧穴列于经脉之上。宋代初期，王怀隐主编《太平圣惠方》时，沿用了《外台秘要》列穴于经的图式。这将经脉和腧穴合在一起表述的图，已经与单纯表述十二经脉循行的图有了较大的区分。对后世影响较大的是《铜人腧穴针灸图经》和《十四经发挥》，也都以经穴图为示，穴从经注，按序而列。此后《灵枢经脉翼》《针灸聚英》《针灸大成》，也都按照滑氏流注穴序排列绘制。

《医宗金鉴·刺灸心法要诀》中同时出现了经络图和经穴图。前者主要表述和示意了经脉循行路线和联属脏腑器官，后者主要呈现了经脉循行的有穴通路部分及其上分布的腧穴，说明了作者对经脉图和经穴图的差异有比较清醒的认识。《刺灸心法要诀》经申玮红博士考证发现：《医宗金鉴》中之"经络图"图形系依照明万历四十四年本《南阳活人书》"经络图"绘制，而其图注文字则系在《医宗金鉴》之经脉循行正文的基础上增加了足六经内行线的循行内容；书中之"十二经穴图"则来源于张介宾之《类经图翼》。《医宗金鉴》

第一次强调了"经络图"与"经穴图"的不同性质，为后人正确把握二者之间的关系提供了重要启示，而在此之前，"经络图"与"经穴图"多为单行，或混作一图。

　　"手足十二经所属歌"主要阐述了十二经脉与脏腑之间的配属关系，较为简单，主要是为了记忆方便。

第三节 十二经脉歌

　　此歌赋见载于《针灸聚英》，为明代针灸医家高武所著。高武，字梅孤，浙江鄞县（今宁波市）人，生卒年不详，明代正德、嘉靖初在世。《鄞县志》称高氏："负奇好读书，凡天文律吕，兵法骑射，无不闲习。"嘉靖时，高武考中武举人，官至总兵，因志愿未遂，愤然弃官归里，专究医术，治无不效，名声大振。高武针灸方面的著作有《针灸素难要旨》和《针灸聚英》，影响较大的是《针灸聚英》。《针灸聚英》主要汇集了 16 世纪以前 10 多种针灸医籍的有关内容，并阐述了高武自己对医学的理解以及临床实践等内容，是一部有较大学术价值的针灸学专著。高武慨叹当时针灸取穴多误，曾铸男、妇、童子三铜人，"累试其穴，推之人体，所取毫发不爽。"

　　本歌赋选自《针灸聚英》。

一、歌赋

1. 手太阴肺经歌

手太阴肺中焦生，下络大肠出贲门，

上膈属肺从肺系，系横出腋臑中行。

肘臂寸口上鱼际，大指内侧爪甲根。

支络还从腕后出，接次指属阳明经。

此经多气而少血，是动则病喘与咳，

肺胀彭彭缺盆痛，两手交瞥为臂厥。

所生病者为气嗽，喘咳烦心胸满结，

臑臂之内前廉痛，小便频数掌中热。

气虚肩背痛而寒，气盛亦疼风汗出，

欠伸少气不足息，遗矢无度溺色赤。

2. 手阳明大肠经歌

阳明之脉手大肠，次指内侧起商阳，

循指上连出合谷，两筋歧骨循臂肪。

入肘外廉循臑外，肩端前廉柱骨旁，

从肩下入缺盆内，络肺下膈属大肠。

支从缺盆直上颈，斜贯颊前下齿当，

环出人中交左右，上夹鼻孔注迎香。

此经气盛血亦盛，是动颐肿并齿痛。

所生病者为鼽衄，目黄口干喉痹生，

大指次指难为用，肩前臑外痛相仍。

气有余兮脉热肿，虚则寒栗病偏增。

3. 足阳明胃经歌

胃足阳明交鼻起，下循鼻外下入齿，

还出夹口绕承浆，颐后大迎颊车里，

耳前发际至额颅。支下人迎缺盆底，

下膈入胃络脾宫。直者缺盆下乳内，

一支幽门循腹中，下行直合气冲逢，

遂由髀关抵膝膑，胕跗中指内间同。

一支下膝注三里，前出中指外间通。

一支别走足跗指，大指之端经尽矣。

此经多气复多血，是动欠伸面颜黑，

凄凄恶寒畏见人，忽闻木音心惊惕，

登高而歌弃衣走，甚则腹胀乃贲响。

凡此诸疾皆骭厥，所生病者为狂疟。

温淫汗出鼻流血，口喎唇裂又喉痹。

膝膑疼痛腹胀结，气膺伏兔胕外廉。

足跗中指俱痛彻。有余消谷溺色黄。

不足身前寒振栗，胃房胀满食不消。

气盛身前皆有热。

4. 足太阴脾经歌

太阴脾起足大指，上循内侧白肉际，

核骨之后内髁前，上腨循骱胫膝里。

股内前廉入腹中，属脾络胃与膈通，

侠喉连舌散舌下，支络从胃注心宫。

此经气盛而血衰，是动其病气所为，

食入即吐胃脘痛，更兼身体痛难移，

腹胀善噫舌本强，得后与气快然衰。

所生病者舌亦痛，体重不食亦如之，

烦心心下仍急痛，泄水溏瘕寒疟随，

不卧强立股膝肿，疸发身黄大指痿。

5. 手少阴心经歌

手少阴脉起心中，下膈直与小肠通，

支者还从心系走，直上喉咙系目瞳。

直者上肺出腋下，臑后肘内少海从，

臂内后廉抵掌中，锐骨之端注少冲。

多气少血属此经，是动心脾痛难任，

渴欲饮水咽干燥，所生胁痛目如金。

臑臂之内后廉痛，掌中有热向经寻。

6. 手太阳小肠经歌

手太阳经小肠脉，小指之端起少泽。

循手外廉出髁中，循臂骨出肘内侧。

上循臑外出后廉，直过肩解绕肩胛。

交肩下入缺盆内，向腋络心循咽嗌。

下膈抵胃属小肠，一支缺盆贯颈颊。

至目锐眦却入耳，一支别颊上至䪼。

抵鼻升至目内眦，斜络于颧别络接。

此经少气还多血，是动则病痛咽嗌，

颔下肿兮不可顾，肩如拔兮臑似折。

所生病主肩臑痛，耳聋目黄肿腮颊，

肘臂之外后廉痛，部分犹当细分别。

7. 足太阳经膀胱经歌

足太阳经膀胱脉，目内眦上起额尖。

支者巅上至耳角，直者从巅脑后悬。

络脑还出别下项，仍循肩膊侠脊边，

抵腰脊肾膀胱内，一支下与后阴连。

贯臀斜入委中穴，一支膊内左右别。

贯胛夹脊过髀枢。髀外后廉腘中合。

下贯腨内外踝后，京骨之下指外侧。

此经血多气犹少，是动头疼不可当，

项如拔兮腰似折，髀枢痛彻脊中央。

腘如结兮腨如裂，是为髁厥筋乃伤。

所生疟痔小指废，头囟项痛目色黄，

腰尻腘脚疼连背，泪流鼻衄交癫狂。

8. 足少阴肾经歌

足经肾脉属少阴，小指斜趋涌泉心，

然谷之下内踝后，别入跟中腨内侵，

出腘内廉上股内，贯脊属肾膀胱临。

直者从肾贯肝膈，入肺循喉舌本寻。

支者从肺络心内，仍至胸中部分深。

此经多气而少血，是动病饥不欲食，

喘嗽唾血喉中鸣，坐而欲起面如垢，

目视䀮䀮气不足，心悬如饥常惕惕。

所生病者为舌干，口热咽痛气贲逼，

股内后廉并脊疼，心胸烦痛疸而澼。

痿厥嗜卧体怠惰，足下热痛皆肾厥。

9. 手厥阴心包经歌

手厥阴心主起胸，属包下膈三焦官，

支者循胸出胁下，胁下连腋三寸同。

仍上抵腋循臑内，太阴少阴两经中，

指透中冲支者别，小指次指络相通。

是经少气原多血，是动则病手心热，

肘臂挛急腋下肿，甚则胸胁支满结。

心中淡淡或大动，善笑目黄面赤色。

所生病者为心烦，心痛掌热病之则。

10. 手少阳三焦经歌

手经少阳三焦脉，起自小指次指端，

两指歧骨手腕表，上出臂外两骨间。

肘后臑外循肩上，少阳之后交别传，

下入缺盆膻中布，散络心包膈里穿。

支者膻中缺盆上，上项耳后耳角旋，

屈下至颐仍注颊，一支出耳入耳前，

却从上关交曲颊，至目外眦乃尽焉。

斯经少血还多气，是动耳鸣喉肿痹。

所生病者汗自出，耳后痛兼目锐眦，

肩臑肘臂外皆疼，小指次指亦如废。

11. 足少阳胆经歌

足脉少阳胆之经，始从两目锐眦生。

抵头循角下耳后，脑空风池次第行。

手少阳前至肩上，交少阳后入缺盆。

支者耳后贯耳内，出走耳前锐眦循。

一支锐眦大迎下，合手少阳抵项根，

下加颊车缺盆合，入胸贯膈络肝经。

属胆仍从胁里过，下入气冲毛际荣，

横入髀厌环跳内。直者缺盆下腋膺。

过季胁下髀厌内。出膝外廉是阳陵，

外辅绝骨踝前过，足跗小指次指分。

一支别从大指去，三毛之际接肝经。

此经多气而少血，是动口苦善太息，

心胁疼痛难转移，面尘足热体无泽。

所生头痛连锐眦，缺盆肿痛并两腋，

马刀挟瘿生两旁，汗出振寒痎疟疾，

胸胁髀膝至胫骨，绝骨踝痛及诸节。

12. 足厥阴肝经歌

厥阴足脉肝所终，大指之端毛际丛，

足跗上廉太冲分，踝前一寸入中封。

上踝交出太阴后，循腘内廉阴股冲，

环绕阴器抵小腹，夹胃属肝络胆逢。

上贯膈里布胁肋，侠喉颃颡目系同，

脉上巅会督脉出，支者还生目系中，

下络颊里还唇内，支者便从膈肺通。

是经血多气少焉，是动腰疼俯仰难，

男疝女人小腹肿，面尘脱色及咽干。

所生病者为胸满，呕吐洞泄小便难，

或时遗溺并狐疝，临证还须仔细看。

二、按要

《针灸聚英》又名《针灸聚英发挥》，刊于嘉靖八年（1529 年），全书共 4 卷。按 4 卷本顺序，卷首"集用书目"，简介《难经》《素问》等 16 种以前针灸学著作。卷一论五脏六腑、仰伏人尺寸、手足阴阳流注、中指同身寸法，以及十二经脉、奇经八脉及所属经穴的循行、主病，还包括了十五络脉、十二原穴、五脏募穴和俞穴、八会穴等内容，附有经脉图和经穴图。卷二为骑竹马法等各家取穴方法，卷三为煮针、火针、温针、折针、晕针、补泻手法、刺法、灸法等，卷四为歌赋专篇，载录了十四经穴歌、十四经步穴歌等 65 则歌赋，末附针灸问答。

《针灸聚英》所载歌赋，涉及经络、腧穴、针法、治疗、流注等各个方面，其中"十四经步穴歌"（14 首，即"十四经经穴分寸歌"）、"百症赋""拦江赋""玉龙赋""十二经脉歌""杂病十一穴歌""肘后歌""回阳九针歌""补泻雪心歌""行针指要歌""刺法启玄歌"等皆首见此书。

高氏学识渊博，晚年专心医事，精研针灸，师宗《内经》《难经》，旁究诸家，对《内经》《难经》的针灸理论及针灸手法十分推崇，指出"《素》《难》为医之鼻祖"，"不朔其原，则昧古人立法之善……不穷其原，则不知后世变法之弊"，认为为医者应"以《素》《难》之旨"，而"不学古医，不变今俗，欲收十全之功者，未之有也"。在这一观点基础上，高氏在针灸理论方面，多以前代医家的言论与《内经》、《难经》理论相互印证并加以评论，对促进针灸学术的发展起到了积极的作用。高氏主张"针灸药，皆为医家分内事""针灸药三者得兼，而后可与言医""针灸药因病而施者，医之良也"，提倡医者应将各种治疗方法相互结合，全面掌握，以应病情需要。

高氏遵古而不泥古，他多次引用张仲景、李杲、滑伯仁、王洁古等人的学术观点和针灸经验来阐发有关针灸理论，并对这些经验推崇备至。然又不拘泥于古人经验，重视临床实践，对某些与实践有悖的观点提出质疑。如对"金针赋"中关于"男女气血，在早在晚，在上在下之不同"的观点及《神应经》"人身左右补泻不同"的观点，提出了"针灸当随经络气至十二时……男女气血上下之分，因非素难意，亦不必然也"及"人身左右不同，谬之甚也"的观点，虽为一家之言，却反映了高武独立思考的思维本质。

又如，高武将子午流注列为专节介绍，并将阎明广的《子午流注针经》中所载的两种开穴方法和徐凤《针灸大全》中"逐时按时定穴法"相互比较以示三说并存。他对何若愚创立的子午流注纳甲法提出质疑，认为"妄言今日某日某时其穴开，凡百病皆针灸此开穴，明日某日某时其穴开，凡百病针灸明日开穴，误人多矣"。同时主张废弃当时流行的"按时用穴"，倡导"定时用穴"法。在这种思想的指导下，创立了"十二经是动所生病补泻迎随说"，或称"十二经病井荥俞经合补虚泻实"法，亦即近人称"子午流注法纳支（子）法"。高氏认为子午流注纳甲法（按时用穴），深奥难懂，加以因师传不同，方法各异，使后人在学习和理解上都有困难，指出按时用穴，往往延误病情。而"定时用穴"法，不受十二经脉是动所生病病候的限制，仅取其流注时辰与子母补泻用穴的方法，简单实用。

"十二经脉歌"应为高武所编，取材于《灵枢·经脉》篇，将十二经脉的循行和主治内容加以概述，且论及各经气血之多少，颇有利于记诵和掌握。论述十二经循行时，结合一些重点腧穴，点线相合，更为形象直观。论述十二经主病时，将是动和所生病分开，条理清晰，更合《灵枢经》原旨。"十二经脉歌"前一篇为"十四经步穴歌"，系高武据当时的铜人腧穴部位所编写的经穴分寸歌，两首歌诀相合，则经脉、腧穴之循行、定位全矣。

第四节　奇经八脉歌

　　此歌赋见载于《医宗金鉴》。《针灸聚英》《类经图翼》等有同名歌诀载录，《医宗金鉴》均与其不同，内容更为细致，其下有注曰："脉有奇常，十二经者，常脉也；奇经则不拘于常，故谓之奇也。盖人之气血，常行于十二经脉，经脉满溢，流入他经，别道而行，故名奇经。奇经有八，曰任、督、冲、带、阳跷、阴跷、阳维、阴维是也。任脉任于前，督脉督于后，冲脉为诸脉之海，带脉犹身之束带，阳跷为足太阳之别，阴跷为足少阴之别，阳维则维络诸阳，阴维则维络诸阴，阴阳相维，诸经乃调。故此八脉，譬犹图设沟渠，以备水潦，斯无滥溢之患，人有奇经亦若是也。"

　　本歌赋选自《医宗金鉴·刺灸心法要诀》。

一、歌赋

1. 奇经八脉总歌

正经经外是奇经，八脉分司各有名。

任脉任前督于后，冲起会阴肾同行，

阳跷跟外膀胱别，阴起跟前随少阴，

阳维维络诸阳脉，阴维维络在诸阴，

带脉围腰水束带，不由常度号奇经。

2. 任脉循行歌

任脉起于中极下，会阴腹里上关元，

循内上行会冲脉，浮外循腹至喉咽，

别络口唇承浆已，过足阳明上颐间，

循面入目至睛明，交督阴脉海名传。

3. 督脉循行歌

督脉少腹骨中央，女子入系溺孔疆，

男子之络循阴器，绕篡之后别臀方。

至少阴者循腹里，会任直上关元行，

属肾会冲街腹气，入喉上颐环唇当，

上系两目中央下，始合内眦络太阳，

上额交颠入络脑，还出下项肩髆场，

侠脊抵腰入循脊，络肾茎篡等同乡，

此是申明督脉路，总为阳脉之督纲。

4. 冲脉循行歌

冲脉起于腹气街，后天宗气气冲来，

并于先天之真气，相并侠脐上胸街。

大气至胸中而散，会合督任充身怀，

分布脏腑诸经络，名之曰海不为乖。

5. 带脉循行歌

带脉足少阴经脉，上腘别走太阳经，

合肾十四椎属带，起于季胁绕身行。

6. 带脉穴歌

带起少阳带脉穴，绕行五枢维道间，

京门之下居髎上，周回季胁束带然。

7. 阳跷脉循行歌

阳跷脉起于跟中，上合三阳外踝行，

从胁循肩入颈顺，属目内眦太阳经。

8. 阳跷脉穴歌

阳跷脉近申仆阳，居髎肩髎巨骨乡，

臑俞地仓巨髎泣，终于睛明一穴强。

9. 阳跷脉分寸歌

阳跷脉起足太阳，申脉外踝五分藏，

仆参后绕跟骨下，附阳外踝三寸乡。

居髎监骨上陷取，肩胛一穴肩尖当，

肩上上行名巨骨，肩胛之上臑俞坊。

口吻旁四地仓位，鼻旁八分巨髎疆，

目下七分是承泣，目内眦出睛明昂。

10. 阴跷脉循行歌

阴跷亦起于跟中，少阴之别内踝行，

上循阴股入胸腹，上至咽喉至睛明。

11. 阳维脉循行歌

阳维脉起足太阳，外踝之下金门疆，

从肔背肩项面头，维络诸阳会督场。

12. 阴维脉行歌

阴维脉起足少阴，内踝上行穴筑宾，

循腹至乳上结喉，维络诸阴会于任。

二、按要

"奇经八脉歌"主要概述了奇经八脉的命名、循行及所各具的特点。奇经八脉与十二正经不同，既不直属脏腑，又无表里配合关系，其循行别道奇行，故称奇经，主要功能体现在沟通十二经脉之间的联系以及对十二经气血有蓄积渗灌等调节作用。

任脉，行于腹面正中线，其脉多次与手足三阴及阴维脉交会，总任一身之阴经，故称"阴脉之海"。任脉起于胞中，与女子妊娠有关，故有"任主胞胎"之说。督脉，行于背部正中，其脉多次与手足三阳经及阳维脉交会，总督一身之阳经，故称"阳脉之海"。冲脉，上至于头，下至于足，贯穿全身，调节十二经气血，故称"十二经脉之海"，又称"血海"。带脉，起于季胁，斜向下行到带脉穴，绕身一周，如腰带，能约束纵行的诸脉。阳跷脉是足跟外侧部分出的足太阳膀胱经的支脉，阴跷脉是足跟内侧部分出的足少阴肾经的支脉，有濡养眼目、司眼睑开合和下肢运动的功能。阳维脉"维络诸阳"，阴维脉"维络诸阴"。

《医宗金鉴·刺灸心法要诀》奇经八脉部分的编写体例同十二经脉，所循行经文多来自《素问·骨空论》等，歌诀分"总歌"和各奇脉分歌。奇经八脉除任督二脉有所属经穴外，其他各经均只有交会穴，并不分属各经。所以，这六条奇经的"穴歌"和"分寸歌"指的是与其相交会腧穴的内容。

兹录《针灸聚英》和《类经图翼》之"奇经八脉歌"如下：

1. 《针灸聚英》"奇经八脉歌"

督脉起自下极俞，并于脊里上风府，过脑额鼻入龈交，为阳脉海都纲要。任脉起于中极底，上腹循喉承浆里，阴脉之海任所谓。冲脉出包循脊中，从腹会咽络口唇，女人成经为血室，脉并少阴之肾经，与任督本于阴会，三脉并起而异行。阳跷起足之跟里，循外踝上入风池；阴跷内踝循喉嗌，本足阳阴脉别支。诸阴交起阴维脉，发足少阴筑宾郄；诸阳会起阳维脉，太阳之郄金门是。带脉周回季胁间，会于维道足少阳。所谓奇经之八脉，维系诸经乃顺常。

2. 《类经图翼》"奇经八脉歌"

正经经外是奇经，八脉分司各有名。后督前任皆在内，冲由毛际肾同行。阳跷跟外膀胱别，阴起跟前随少阴。阳维只络诸阳脉，何谓阴维为络阴。带脉围腰如束带，不由常度曰奇经。

第五节　十二经脉气血多少歌

　　此歌赋见载于《针灸大全》，为明代著名针灸医家徐凤所著。徐凤，字延瑞，号泉石，明江右弋阳（今江西省弋阳县）人，生活于14世纪下半叶至15世纪上半叶。本歌赋是关于十二经气血多少的文献，《针灸大成》转载此歌，内容一致。《类经图翼》《医宗金鉴》也载有"十二经气血多少歌"，两者基本相同，但与《针灸大全》文字上有出入。

　　本歌赋选自《针灸大全》。

一、歌赋

多气多血经须记，大肠手经足经胃。

少血多气有六经，三焦胆肾心脾肺。

多血少气心包络，膀胱小肠肝所异。

二、按要

　　《针灸大全》为明代徐凤所著，又名《针灸捷要》《针灸捷法大全》，大约成书于明正己未年（1439年）。是书6卷。卷一集录针灸歌赋，主要采自明初刘纯《医经小学》及元代窦桂芳校刊《针灸四书》，卷二为徐氏注解窦太师"标幽赋"。此篇注文水平较高，故之后杨继洲重注"标幽赋"时，主要采用了徐氏注文，卷三为"周身折量法"篇，卷四为金元代针灸大师窦汉卿八法流注，卷五为名篇"金针赋"，并论述了子午流注针法，卷六为灸治法杂集。全书内容是以介绍历代针灸文献资料为重点，并附有插图，是一部综合性的针灸著作。

《针灸大全》全书以介绍历代针灸文献为重点，收集整理和撰写题录83（篇）条，内容包括针灸歌赋、针灸方法等，涉及孙思邈、王惟一、窦汉卿、席弘等众多针灸医家。《针灸大全》从繁多的针灸文献中，选择名篇精品，虽然收录文章庞杂，但却不显繁冗，可谓博而不繁。徐凤选用这些文章，阐述医理，简明扼要。并充分反映了临床病症选穴、配穴、施治的原则、方法等，不仅是前人先贤针灸思想的体现，更重要的是对后学者具有重要的指导意义。

《针灸大全》中载录歌赋多达74首，56首首见，"孙思邈先生针十三鬼穴歌""长桑君天星秘诀歌""马丹阳天星十二穴并治杂病歌""四总穴歌""千金十一穴歌""治病十一证歌、"灵光赋""席弘赋"等名篇皆首载此书卷一。卷三为"周身折量法"，以37首歌诀按照横向分布叙述周身腧穴定位；卷四为窦文真公八法流注，载录7首歌诀；卷五中有"金针赋""子午流注逐日按时定穴歌""五虎建元日时歌""十二经之原歌"和"子午流注十二经井荥俞原经合歌"等。除此之外，徐氏还辑录了15首《医经小学》中的歌赋，主要涉及经穴特性和子午流注，使得这些歌赋广为流传。

十二经气血多少的问题，最早见于《灵枢·五音五味》篇，"夫人之常数，太阳常多血少气，少阳常多气少血，阳明常多血多气，厥阴常多气少血，少阴常多血少气，太阴常多血少气，此天之常数也。"《灵枢·九针论》对气血多少也有论述，除太阳、少阳、阳明、太阴四经气血多少与"五音五味篇"相符外，其他二经"厥阴多血少气，少阴多气少血"与前篇相反。在《素问·血气形志》篇上说："夫人之常数，太阳常多血少气，少阳常少血多气，阳明常多气多血，少阴常多气少血，厥阴常多血少气，太阴常多气少血，此天之常数。"此篇的记述除太阳、阳明与"五音五味篇"相符外，其少阳、少阴、厥阴、太阴均相反，但与"九针论"的记述，除太阴相反外，其他五经相同。历代医著如《甲乙经》《黄帝内经太素》对各经气血多少记述也与《灵枢》《素问》各篇不尽相同。

管遵信在其论文"试论十二经气血多少之规律"中，根据八卦方位和阴阳的术数原理推知脏腑气血多少。认为古人定脾胃为中央土，是因为中央土其数为五，主生万物，也即脾胃后天之本，主营养全身之意，故"多气多血"。北方定"少气多血"，因万物皆起于一而终于九，"戴九履一"，北方为一，所以定气血多少，必从北方开始。因气与血是一对阴阳，气为阳、血为阴，故以气之多少定开始，北方为一，阳之初生，故定为"少气"。血与气相对而言，阳少则阴多，故定北方为"少气多血"。气血由北方向东方发展，气则由少发展到多，故东方为"多气"，血与气相对而言，应少血，故东方定为"多气少血"。按此阴阳的发展规律，南方应为"少气多血"，西方应为"多气少血"。互为表里的脏与腑又可分为一对阴阳，脏为阴，腑为阳，在这一对阴阳中气血互为多少，阳腑少气，阴脏相对就多气；阳腑多血，阴脏就少血，故北方之阴脏肾为"多气少血"，东方肝则为"少气多血"，南方心则为"多气少血"，西方肺则为"少气多血"，中央脾则为"少气少血"。还特别阐述了脾的"少气少血"，认为古人本意中央土，脾与胃都是多气多血，以养全身，太阴脾之"少气少血"是相对阳明胃而言，比阳明胃少，并不是说比其他脏腑少，对其他脏腑而言，太阴脾的气血仍是多的。

十二经气血多少理论，论述者有的侧重于脏腑的功能，有的侧重于经脉气血运行规律，有的侧重于气血的相对概念，角度不同，结果有异，总的是为了临床应用服务的，主要包括指导中药配伍、针灸选穴配方、针刺补泻、针刺感应、刺络放血、推断疾病预后等多方面。比如在针灸选穴配穴上，辨清了疾病及与之相联系的经络，可根据十二经气血常数理论选穴配方，正如《灵枢·经水》所言："十二经之多血少气，与其少血多气，与其皆多血气，与其皆少血气，皆有大数，其治以针艾，各调其经气。"运用十二经气血常数选穴配方，主要是根据阴阳消长、气血平衡等原则，达到阴平阳秘，气血和调。配穴法中，如表里经配穴法、原络配穴法等即属此类。熟悉各经气血多少及相互表里关系，用以指导针灸选穴配方，是为准则。至于补泻，尤其是子午流注等时间疗法，更需要在经络脏腑气血多少、盛衰的基础上加以具体运用。

据《针灸大全》"十二经脉气血多少歌"所言，大肠与胃两阳明"多气多血"，三焦与胆两少阳、肾与心两少阴、脾与肺两太阴为"多气少血"，心包络与肝两厥阴、膀胱与小肠两太阳为"多血少气"。此与《类经图翼》所述文字虽不同，结论是一致的。

兹录《类经图翼》原文如下：

"多气多血惟阳明，少气太阳同厥阴；二少太阴常少血，六经气血要分明。"

第六节 十二经营行次序逆顺歌

此歌赋见载于《类经图翼》。歌赋阐述的主题是营气在十二经中的循行次序，也即"脏腑相传之序，及上下所行之次也"，这也是十二经与地支相配的基础。张景岳在《类经图翼》中首次以歌诀的形式写成，之后《脉诀汇编》加以转载，《医宗金鉴·刺灸心法要诀》也载有此歌，改名为"十二经相传次序歌"。

本歌赋选自《类经图翼》。

一、歌赋

> 肺大胃脾心小肠，膀肾包焦胆肝续，
>
> 手阴藏手阳手头，足阴足腹阳头足。

二、按要

营气为水谷精微所化，是人体气血的主要组成部分，对人体有着营养作用。《灵枢·营卫生会》篇言："人受气于谷，谷入于胃，以传与肺，五脏六腑，皆以受气，其清者为营，浊者为卫，营在脉中，卫在脉外，营周不休，五十度而复大会。阴阳相贯，如环无端。"

《灵枢·营气》篇对营气在经脉中描述更为详细："营气之道，内谷为宝。谷入于胃，乃传之肺，流溢于中，布散于外，精专者行于经隧，常营毋已，终而复始，是谓天地之纪。故气从太阴出，注于阳明，上行至面，注足阳明，下行至跗上，注大指间，与太阴合。上行抵脾，从脾注心中，循手少阴出腋下臂，注小指之端，合手太阳。上行乘腋，出頔内，注目内眦，上巅下项，合足太阳，循脊下尻，下行注小指之端，循足心，注足少阴，上行注肾。从肾注心，外散于胸中，循心主脉，出腋下臂，出两筋之间，入掌中，出中指之端。还注小指次指之端，合手少阳，上行注膻中，散于三焦。从三焦注胆，出胁，注足少阳，下行至跗上。复从跗注大指间，合足厥阴，上行至肝，从肝上注肺，上循喉咙，入颃颡之窍，究于畜门。其支别者，上额循巅，下项中，循脊入骶，是督脉也。络阴器，上过毛中，入脐中，上循腹里，入缺盆，下注肺中，复出太阴。此营气之所行也，逆顺之常也。"

由此，气血在经脉中的运行规律为：手太阴肺（胸→手）→手阳明大肠（手→头）→足阳明胃（头→足）→足太阴脾（足→腹）→手少阴心（胸→手）→手太阳小肠（手→头）→足太阳膀胱（头→足）→足少阴肾（足→腹）→手厥阴心包（胸→手）→手少阳三焦（手→头）→足少阳胆（头→足）→足厥阴肝（足→腹）→手太阴肺。

"十二经营行次序逆顺歌"正是阐述了气血在十二经脉流注的次序，也表述了十二经脉的分布情况。正如吴谦在《医宗金鉴》中所注："人身正脉，十有二经，每于平旦寅时，营气始于中焦，上注于手太阴肺经，自胸中而出于中府，至于少商，以次行于手阳明大肠等十二经，终于足厥阴肝经，而复始于太阴肺经也。""凡手之三阴，从脏走手；手之三阳，从手走头；足之三阴，从足走腹；足之三阳，从头走足。"

第七节 十二经流注时序歌

　　此歌赋见载于《类经图翼》。张介宾注之曰："此歌出子午流注等书，及张世贤等注释。其以十二时分发十二经，似乎近理；然而经之长短，穴之多寡，大相悬绝，又安能按时分发？且失五十周于身之义，今亦录之以俟辨正。"可见本歌赋非张氏所作，只是张氏有所质疑，故在书中录之以辨正。此后的《脉诀汇编》转载此歌，《针灸聚英》载录时名之为"十二经脉昼夜流注歌"。

　　本歌赋选自《类经图翼》。

一、歌赋

　　　　　　肺寅大卯胃辰宫，脾巳心午小未中。

　　　　　　膀申肾酉心包戌，亥三子胆丑肝通。

二、按要

　　《灵枢·经脉》篇有言：经脉流行不止，与天同度，与地同纪。也就是说经脉中的气血周流全身，循环往复，如环无端。《灵枢·营气》篇等也有类似的论述。

　　中医学的"整体观"认为"人与天地相应"，所谓"天人合一"，阐述气血在人体经脉中的运行与自然界的诸多因素相关，如季节变化、地理环境、时序改变等。一天的二十四小时也影响着人体的气血运行，《灵枢·口问》篇所谓"卫气昼日行于阳，夜半则行于阴"，疾病也有"旦慧、昼安、夕加、夜甚"的变化。由此认为经脉中气血在一日中的不同时间，有盛有衰、有多有少的状态，呈现着一定的规律，根据这种规律，选择适当时间治疗疾病，"因时施治""按时针灸""按时给药"等，就能获得更好的疗效，这就是后世拓展的"子午流注"方法。子午流注注重时间条件，以自然界周期现象，与人体气血周流的情况相配合。

"十二经流注时序歌"就是论述十二经脉所对应的脏腑在一天十二时辰中气血盛衰的情况，脏腑经脉各逢其时，气血最盛，过则气衰，一如子午流注之"逢时而开，过时为阖"。掌握这种规律可以更好地调节人体脏腑经脉的气血状态，所谓"刺实者刺其来，刺虚者刺其去"。自然这只是一种学术观点，切不可拘泥于此说。

第八节　十二经纳甲歌

　　此歌赋见载于《类经图翼》，关于天干与十二经相配属的问题在《玉龙经》与《医经小学》中已有相关的歌诀进行论述，如《医经小学》中有"十二经纳甲"歌诀一首。张景岳敢于质疑前人之旧见，改写此歌，将《医经小学》的"十二经纳甲"最后一句"三焦亦向壬中寄，包络同归入癸方"，改为"三焦阳腑须归丙，包络从阴丁火旁"，张介宾注云："三焦亦向壬中寄，包络同归入癸方。虽三焦为决渎，犹可言壬；而包络附心主，安得云癸？且二脏表里，皆相火也。今改正之。"对后世影响颇大。《医宗金鉴》也载有此歌，改名为"天干十二经表里歌"，在此歌最后加入"阳干为表阴干里，脏腑表里配阴阳"两句。

　　本歌赋选自《类经图翼》。

一、歌赋

　　　　甲胆乙肝丙小肠，丁心戊胃己脾乡。

　　　　庚属大肠辛属肺，壬属膀胱癸肾脏。

　　　　三焦阳腑须归丙，包络从阴丁火旁。

二、按要

　　中国古代是以天干、地支及其组合来表示年、月、日、时的。

天干的符号是甲、乙、丙、丁、戊、己、庚、辛、壬、癸 10 个数；地支的符号是子、丑、寅、卯、辰、巳、午、未、申、酉、戌、亥 12 个数。以天干的第 1 个数与地支的第 1 个数相配便是甲子，天干的第 2 个数与地支的第 2 个数相配便是乙丑，依此排列下去便是丙寅、丁卯、戊辰、己巳……癸亥。由于天干为十数，地支为十二数，因此，天干六轮，地支五回，成六十周，方能再轮回至甲子，所以称六十环周为一花甲。凡纪年、纪月、纪日、纪时均如此干支相配。

天干地支均有五行属性，都与四时方位有关。天干为：甲乙东方木，丙丁南方火，戊己中央土，庚辛西方金，壬癸北方水。地支为：寅卯东方春木，巳午南方夏火，辰戌丑未中央长夏土，申酉西方秋金，亥子北方冬水。

十二经纳甲法又称十二经纳干法，是将十二经分纳于十天干。十二经有其分属脏腑，与十天干相配，各为：手太阴肺辛干、足太阴脾己干；手阳明大肠庚干、足阳明胃戊干；手厥阴心包癸干、足厥阴肝甲干；手少阳三焦壬干、足少阳胆乙干；手少阴心丁干、足少阴肾癸干；手太阳小肠丙干、足太阳膀胱壬干。张景岳"十二经纳甲歌"与前人不同的是手厥阴心包"癸干"改为"丁干"，手少阳三焦"壬干"改为"丙干"。又有将十干纳于八卦，并与五行、方位相配合的纳甲法，更为全面。

纳甲法的意义在于依各经所纳天干之阴阳五行确定日时，作为经脉或穴位气血开阖的依据，从而选取气血盛而开的腧穴进行组方针刺，即子午流注针法的应用。十二经脉按流注顺序搭配十二时辰，当其时针刺其母穴为补，过其时针刺其子穴为泻。

"十二经纳甲歌"就是阐述了脏腑经脉与十天干之间的相配关系，用歌诀的方式，便于记忆。

与此相对，另有"十二经纳地支歌"，指十二经配合十二地支（时辰）之法。此歌为"纳支法"的记忆歌诀。纳支法又称"纳子法"，因地支以子为首，故名。

纳甲法、纳支法均为子午流注针法内容之一。

《针灸大全》载"十二经配地支歌"：

"肺寅大卯胃辰宫，脾巳心午小未中，申胱酉肾心包戌，亥焦子胆丑肝通。"

第九节　地支十二经流注歌

此歌赋见载于《医宗金鉴》。其下有注曰："人有十二经，昼夜有十二时，每一经主一时。先从寅时入肺起，卯入于大肠，辰入于胃，巳入于脾，午入于心，未入于小肠，申入于膀胱，酉入于肾，戌入于包络，亥入于三焦，子入于胆，丑入于肝，至于寅时，则又从肺起，此十二经与十二时，相循环而行者也。"可见此歌诀是关于十二时辰与十二经脉相配属关系的论述。

关于十二时辰与十二经脉的相配属关系，《玉龙经》与《医经小学》已有相关歌诀。《医宗金鉴·刺灸心法要诀》稍作改编，突出了十二经脉的首尾相接。

本歌赋选自《医宗金鉴·刺灸心法要诀》。

一、歌赋

每日寅时从肺起，卯时流入大肠经，
辰胃巳脾午心火，未时应注小肠经，
申属膀胱酉属肾，戌走包络亥焦宫，
子胆丑肝寅又肺，十二经脉周环行。

二、按要

《医宗金鉴·刺灸心法要诀》在流注方面有歌诀 5 首，分别是

"五脏井荥俞经合歌""六腑井荥俞原经合歌""天干十二经表里歌""地支十二经流注歌"和"十二经相传次序歌"。这5首中除"十二经相传次序歌"同于《类经图翼》"十二经营行次序逆顺歌"外，其余4首皆是对前人歌赋的改编与完善。

关于五输穴的内容在《医经小学》《针灸大全》和《针灸大成》中皆有相关歌诀，如《医经小学》中有"十二经井荥俞经合（一首）"，《针灸大全》中有"子午流注十二经井荥俞原经合歌"，《针灸大成》中有"井荥俞原经合歌"。《医宗金鉴》将十二经分作"五脏井荥俞经合歌"与"六腑井荥俞原经合歌"两部分来论述，突出了阴经与阳经的差别。"天干十二经表里歌"这首歌是在《类经图翼》"十二经纳甲歌"的基础上，加入"阳干为表阴干里，脏腑表里配阴阳"一句，更突出了阴阳的表里关系。

"地支十二经流注歌"从其内容来看，属于子午流注时间医学的"纳支法"，歌中更为显著的是突出了"流注"的概念，以及十二经脉气血流注的首尾相接，可参阅"十二经营行次序逆顺歌"和"十二经纳甲歌"的"按要"内容。

第十节　十二经见证歌

　　此歌赋见于《针灸问对》，为明代著名新安医家汪机所著。汪机，字省之，别号石山居士，安徽祁门人。生于明天顺七年（1463年），卒于明嘉靖十八年（1539年）。汪机精内、外、针灸、痘疹诸科，治病强调以调补气血为主，更偏重理气。著作甚丰，有《医学原理》《本草会编》《读素问钞》《脉诀刊误集解》《外科理例》《痘治理辨》《针灸问对》《伤寒选录》《运气易览》《医读》《内经补注》等，其中除《本草会编》及《内经补注》已佚外，均有刊本行世，《针灸问对》为汪机在针灸方面的代表作。

　　"十二经见证歌"概述了十二经脉的"是动""所生病"内容，将《灵枢·经脉》中相关内容编成歌诀，甚为朗朗上口，便于记忆。

　　本歌赋选自《针灸问对》。

一、歌赋

　　　　　　肺经多气而少血，是动则病喘与咳，

　　　　　　肺胀膨膨缺盆痛，两手交瞀为臂厥。

　　　　　　所生病者为气嗽，喘渴烦心胸满结，

　　　　　　臑臂之内前廉痛，小便频数掌中热。

　　　　　　气虚肩背痛而寒，气盛亦疼风汗出，

　　　　　　欠伸少气不足息，遗矢无度溺变别。

大肠气盛血亦盛，是动颊肿并齿病。

所生病者为鼻衄，目痛口干喉痹候，

大指次指用为难，肩前臑外痛相参。

胃经多气复多血，是动欠伸面颜黑，

凄凄恶寒畏见人，忽闻木音心震慑。

登高而歌弃衣走，甚则腹胀气贲响，

凡此诸疾骭厥竭。所生病者狂疟说。

湿温汗出鼻血流，口喎唇胗喉痹结，

膝膑疼痛腹胀兼，气膺伏兔骭外廉。

足跗中趾俱痛彻，有余消谷溺黄色，

不足身前寒振慄，胃房胀满不消食。

气盛身前热似蒸，此是胃经之病真。

脾经气盛而血衰，是动其病气所为，

食入即吐胃脘痛，更兼身体痛难移，

腹胀善噫舌本强，得食与气快然衰。

所生病者舌肿痛，体重不食亦如之，

烦心心下仍急痛，泄水溏瘕寒疟随，

不卧强立股膝肿，疸发身黄大指痿。

心经多气少血宫，是动心脾痛难任，

渴欲饮水咽干燥。所生胁痛目如金，

胁臂之内后廉痛，掌中有热向经寻。

小肠气少还多血，是动则病痛咽嗌，

颔下肿兮不可顾，肩似拔兮臑似折。

所生病主肩臑痛，耳聋目黄肿腮颊，

肘臂之外后廉痛，部分尤当细分别。

膀胱血多气犹少，是动头疼不可当，

项似拔兮腰似折，髀强痛彻脊中央，

腘如结兮腨如裂，是为踝厥筋乃伤。

所主疟痔小指废，头囟项痛目色黄，

腰尻腘脚疼连背，泪流鼻衄及癫狂。

肾经多气而少血，是动病饥不欲食，

喘嗽唾血喉中鸣，坐而欲起面如垢，

目视晄晄气不足，心悬如饥常惕惕。

所生病者为舌干，口热咽痛气贲促，

股内后廉并脊疼，心肠烦痛疸而澼，

痿厥嗜卧体怠惰，足下热痛皆骨厥。

心包少气原多血，是动则病手心热，

肘臂挛急腋下肿，甚则胸胁支满结，

心中澹澹或大动，喜笑目黄面赤色。

所生病者为烦心，心痛掌中热之疾。

三焦少血还多气，是动耳鸣喉肿痹。

所生病者汗自出，耳后痛兼目锐眦，

肩臑肘臂外眦疼，小指次指亦如废。

胆经多气而少血，是动口苦善太息，

心胁疼痛难转移，面尘足热体无泽。

所生头痛连锐眦，缺盆肿痛并两腋，

马刀挟瘿生两旁，汗出振寒痎疟疾，

胸胁髀膝至胻骨，绝骨踝痛及诸节。

肝经血多气少方，是动腰疼俯仰难，

男疝女人少腹肿，面尘脱色及咽干。

所生病者为胸满，呕吐洞泄小便难，

或时遗溺并狐疝，临症还须仔细看。

二、按要

《针灸问对》是汪机在针灸学方面的专著，书凡 3 卷，列 84 问，以问答形式撰述针灸基础知识和具体操作方法，逐一析辨，颇有见地。上卷列 60 问，主要论述针灸的基本理论，包括脏腑经络、荣卫气血、针刺诸疾等；中卷列 15 问，主要论述针灸的补泻方法；下卷列 9 问，主要论述灸法适应证及经络俞穴等。书末列十五络脉歌、周身经穴相去分寸歌、经穴起止歌、十二经纳支干歌、天心十一穴歌、经脉交会八穴歌、八会歌、十二经见证歌、十二经井荥俞经合歌、禁针禁灸穴歌等针灸歌赋，以便诵记。

本书首先指出"用针必先诊脉"，强调"切脉、观色，医之大要"，反对"医者不究病因、不察传变，惟守某穴主某病之说"。汪机批评那些"徒执孔穴""按谱施治"的医生为"按图索骥"，或"譬之狂潦泛滥，欲塞下流而获安者"，主张针治疾病宜"先定五脏之脉，备循九候之诊，而有太过不及者，然后乃存意于用针之法"。其次又提出针灸疗法具有一定的适应范围，"病邪大甚，元气已伤，决非针元所能济矣。假如痨瘵阴虚火动，法当滋阴降火，针能滋阴否乎？痿证肺热叶焦，法当清金补水，针能补水否乎？经曰阴阳形气俱不足，勿取以针，调以甘药是也。知此则病之可针、不可针每可以类通矣。奈何世之专针科者，既不识脉，又不察形，但问何病，便针何穴，以致误针成痼疾者有矣。"在针灸施治上，强调据证立法，法随证变。"病变无穷，灸刺之法亦无穷。或在上下取之，或在下上取之，或正取之，或直取之。审经与络，分血与气。病随经所在，穴随经而取，庶得随机应变之理。"汪氏还认为"金针赋"所述之"针刺十四法"以及青龙摆尾、白虎摇头、苍龟探穴、赤凤迎源、龙虎交战等一系列针法，是巧立名目，"考其针法，合理者少，悖理者多，错杂紊乱，繁冗重复。"体现了作者实事求是反对哗众取宠的治学态度。

"十二经见证歌"是汪机对《灵枢·经脉》一文中所言"是动""所生病"等经脉病候的概述，以歌赋形式载录，颇利于记忆。

关于"是动""所生病"等经脉病候，历代医家的认识并不一致，解释各不相同，较为著名的学说有气血先后说、阴阳内外说、内因外因说、本经他经说、病证主治说、疾病轻重说、原文批注说、体例沿袭说等。几种学说各有理据也各有缺陷，难以对该问题形成定论。

气血先后说：按照《难经·二十二难》的观点，一经的主治之所以有"是动"和"所生病"两种，是因为二者病变性质不同、病变先后不同，即"是动者，气也，所生病者，血也。邪在气，气为是动，邪在血，血为所生病。气主煦之，血主濡之。气留而不行者，为气先病也，血壅而不濡者，为血后病也，故先为是动，后所生也。"按本观点，病邪侵袭人体，先作用于相对表浅的气，使气留而不行，发为"是动"病，稍久则壅滞血液，使其不能发挥濡养作用，变为"所生病"。后世多位医家在此基础上有所发挥。

阴阳内外说：杨康候的《难经集注》秉承《难经》思想，又有所发挥，提出"邪在于阳，阳为气，故气先病在外""若阳不治，则入于阴中，阴为血，故为血后病，血在内故也"。类似的观点也可见于《黄帝八十一难经纂图句解》："气为阳，阳为卫，邪中于阳，气先受热，形之于脉，名曰是动。""所生病者，血也。气病传血，血为阴，阴为荣，血壅不润，病生于后。"这种观点是对《难经·二十二难》中是动在气、所生在血的说法的一种拓展，使前者更具说服力，但这种观点同样无法完好地自圆其说。

内因外因说：清代张志聪在《黄帝内经灵枢集注》中云："是动者，病在三阴三阳之气，而动见于人迎气口，病在气而不在经……所生者，谓十二经脉乃脏腑之所生，脏腑之病外见于经络也。夫是动者病因于外，所生者病因于内。"即"是动病"病因在气，属外因致病；"所生病"病在脏腑，反映于经络，是内因致病。现代人石学敏院士也认同此观点，认为"是动病"多为外邪侵袭所致的急病，病位偏外，多属邪实而正气不虚，其表现多为阳热实证；"所生病"多为脏腑自身病证，部位偏里，多属正气亏虚，表现多为里虚寒证。这种观点与气血先后说有所不同，但有一定的相似之处，两者都认为"是动""所生病"病变层次不同，发病原因不明。

本经他经说：清代徐大椿在《难经注释》中说："是动诸病，乃本经之病。所生之病，则以类推而旁及他经者。"近代陈璧琉名贤等也持此观点，认为"是动病"为本经脉受外邪引发，"所生病"为相关脏腑疾病。

病证主治说：持此观点的医家认为"是动"及"所生"之病之所以有区别，意义在于前者主诊断，后者主治疗。这一观点以张景岳之说为雏形，《类经》言："动言变也，变则变常而为病也。"指出《灵枢·经脉》中的"是动病"，主要用于诊断，见是病，知其脉有异。现代医家王居易等在此基础上有所发挥，提出以"是动病"诊断疾病所归属的经脉，以"所生病"为本经腧穴主治的病候。这种观点在李鼎、裘沛然、李洁英等于 20 世纪五六十年代先后刊文提出以来，已逐渐得到现代医家的认同。

疾病轻重说：按照传统中医理论，病邪侵袭人体一般采用由外至内的顺序。如《素问·缪刺论》言："夫邪之客于形也，必先舍于皮毛，留而不去，入舍于孙络，留而不去，入舍于络脉，留而不去，入舍于经脉，内连五藏。"《素问·调经论》云："风雨之伤人也，先客于皮肤，传入于孙脉，孙脉满则传入于络脉，络脉满则输于大经脉。"有研究者认为之所以有"是动""所生"的区别，也是因为两者分别列述了某经病不同的层次。如冈本为竹在《十四经络发挥和解》中言，"是动病"为"其经络变动所生"；"所生病"为"其脏腑所生"。又如承淡安先生在《校注十四经发挥》中将"是动病"认为是经络病，"所生病"认为是脏腑病。

原文批注说：当代针灸学者李今庸另辟蹊径，认为《灵枢·经脉》中"是动"为该篇原文，而"所生病"部分为对前文的总结，被作为注语附加在文后。其依据是：作为解释《灵枢·经脉》中经脉病候的《素问·脉解》，其中所记述的足六经病候，除足太阳一经外，其余者皆与《灵枢·经脉》中相应脏腑的"是动"病高度重合，而与"所生病"基本无涉。故其大胆推断《灵枢·经脉》中关于十二经的记载，在"是主……所生病"之前的为《灵枢·经脉》原文，其后的文字则为后人注语，被误录入正文。否则，何以其解释唯独不见于《素问·脉解》？其更引《灵枢·五变》和《灵枢·本输》等多个篇章中对"者"字的应用，提出"是主……所生病者"后的文字是前文的结语，疑为"西汉武帝太初以后、东汉殇帝延平以前这段时间对《灵枢·经脉》中十二经脉所加的注语并被混入正文的"。这一想法别具一格，但相较于前人仅在理论上进行阐述后即下结论的做法而言更具证据性，虽假设大胆，却也让人信服。

体例沿袭说：现代针灸学者赵京生在对《帛书》所载的《足臂十一脉灸经》（简称《足臂》）和《阴阳十一脉灸经》（简称《阴阳》）进行研究后，也提出：在对《阴阳》中各脉的"所产病"重新排列顺序后，会发现其与《足臂》的病候多有相同，而其"是动病"则与《足臂》存在很大差异（手少阴、足厥阴、足阳明三脉完全不同，其余各脉相同处也很少）。此外，赵氏通过对行文进行研究，提出《阴阳》中各脉的病候根据"是动"和"所产"能分出两个不同的体系。"是动病"部分为完整的机构，应与原文为一体，而"所产病"部分则置于原文完整结构之外，用字上也与上文不同，独有统计性注语，应为后人所增注。赵氏将这一情况推而广之，用于《灵枢·经脉》。其发现该篇中，"所生病"部分在内容上是明显整合了《足臂》和《阴阳》的"所产病"，再加上《灵枢·经脉》在行文体例上与《阴阳》相仿，因此推断：《灵枢·经脉》的作者了解《阴阳》有正文、附文之别的情况，并有意模仿了其体例，在整合了时人认识到的各经主治作为《灵枢·经脉》中的"是动""所生病"后，也对《足臂》的病候加以修改，并融合新增的病候，记于"所生病"部分作为原文之附，以示区别。

另外，现代学者李锄认为"是动、所生病，基本上是证候与疾病之分。前者是证，后者是病，两者都包括其有关的经脉、脏腑而言"。李氏并从《灵枢·经脉》的词义、文理等方面加以论证。

综上所述，关于《灵枢·经脉》中"是动""所生病"的区分依据，后世医家提出了多种观点。这些观点大致可分为两类：一类就是自《难经》首以气血先后立论以来，后世古医家相继提出了阴阳内外说、内因外因说、本经他经说、病证主治说、病情轻重说等诸多假说，各假说虽各不相同，但都秉承了一个思想，即《灵枢·经脉》的各经主治分为"是动""所生病"必有深意，两者之间是有质的差异的，各医家争论的，无非是差异之所在而已。但这类假说大多有其牵强之处，也无法解释《灵枢·经脉》中所有的主治表述。另一类就是现代学者在思想解放的同时，提出观点："所生病"是被误录入正文的后人注语（原文批注说），且有观点认为"是动""所生病"之别是《灵枢·经脉》的作者有意模仿《阴阳》而作，以时人整合的病候为"是动病"，以《帛书》中的病候为"所生病"，作为原文之附，以示区别（体例沿袭说）。

汪机对"是动""所生病"的解释为："是动"为"因气动也"，"所生病者"为"不因气动"，单从"气"加以注释，这可能与汪机治病强调以调补气血为主，更偏重理气的思维方式有关，可做一家之言。在"十二经见证歌"末，汪机亦加了按语，录之如下：

机按：经言十二经是动及所生诸病，虚则补之，实则写之，热则疾之，寒则留之，陷下则灸之，不盛不虚，以经取之。盛者，寸口大三倍于人迎；虚者，寸口反小于人迎也。兹集切脉观色数条于前，继集诸经病症数条于后，盖欲学人备举兼尽，庶不陷于一偏，免致杀人于无知无识。阴谴之报，或可以少逭也。

第二章 腧穴歌赋

第一节 周身经穴赋

　　此歌赋首载于《医经小学》，为明朝太医刘纯所著。刘纯，字宗厚，"约生于元至元六年（1340 年），卒于明永乐十年（1412 年）前"，吴陵（今江苏泰县、如皋一带）人。刘纯承继家学，受朱丹溪影响较大，著有《伤寒治例》1 卷、《玉机微义》50 卷，《医经小学》6 卷，《杂病治例》1 卷等。《医经小学》为其最早著作，成书于明洪武二十一年（1388 年），共 6 卷，分本草、脉诀、经络、病机、治法和运气 6 门，都是以韵语为文，是为学习中医启蒙书。卷三为经络专篇，如十二经脉、八脉交会八穴、经脉流注、周身经穴等；卷五为治法，其中有"针法"一节。共有针灸类歌赋 17 首，包括经穴类 7 首，流注类 3 首，八法八穴类 1 首，针法类 1 首和针灸禁忌类 5 首。这些歌赋多为首创，后因徐凤在《针灸大全》一书中对本书的歌赋的全面引用，从而使之在后世广泛传播，当今许多朗朗上口的针灸歌赋如"经脉交会八穴歌""十二经井荥俞经合歌"等便是出自

《医经小学》。

"周身经穴赋"是刘纯根据古代针灸文献所载经穴所作，涉及355个腧穴，《针灸大全》《针灸大成》均转录此歌赋。

本歌赋选自《医经小学》。

一、歌赋

手太阴兮大指侧，少商鱼际兮太渊穴。经渠兮列缺；孔最兮尺泽。侠白共天府为邻，云门与中府相接。

手阳明兮，大肠之经。循商阳兮，二三而行。历合谷、阳溪之腧，过偏历、温溜之滨。下廉上廉三里而近，曲池肘髎五里之程。臑臑上于巨骨，天鼎纤乎扶突。禾髎唇连，迎香鼻迫。

胃乃足之阳明，厉兑趋乎内庭。过陷谷冲阳之分，见解溪丰隆之神。下巨虚兮条口陈，上巨虚兮三里仍。犊鼻引入于梁丘阴市之下，伏兔上贯于髀关气冲之经。归来兮水道，大巨兮外陵。运天枢兮滑肉，礼太乙兮关门。梁门兮承满，不容兮乳根。乳中之膺窗屋翳，库房之气户缺盆。气舍水突，人迎大迎。地仓兮巨髎续，四白兮承泣分。御颊车于下关，张头维于额垠。

足太阴兮脾中州，隐白出兮大指头。赴大都兮瞻太白，访公孙兮至商丘。越三阴之交而漏谷地机可即，步阴陵之泉而血海箕门是求。入冲门兮府舍轩豁，解腹结兮大横优游。腹哀食窦兮，接天溪而同派；胸乡周荣兮，缀大包而如钩。

迨夫真心为手少阴，少冲出乎小指，少府直乎神门。阴郄通里兮，灵道非远；少海青灵兮，极泉何深。

手之太阳，小肠之荣。路从少泽步前谷后溪之隆，道遵腕骨观阳谷养老之崇。得支正于小海，逐肩贞以相从。值臑俞兮遇天宗，乘秉风兮曲垣中。肩外俞兮肩中俞，启天窗兮见天容。匪由颧髎，曷造听宫。

足膀胱兮太阳，交背部之二行。穷至阴于通谷之口，寻束骨于京骨之乡。申脉命仆参以前导，昆仑辟金门于踝旁。奋跗阳飞扬之志，转承山承筋之行。至于合阳委中委阳，郄殷门以岐往，承扶秩边而胞肓。入志室兮肓门胃仓，开意舍兮振彼阳纲。出魂门兮膈关，乃譩譆乎神堂。膏肓兮在四椎之左右，魄户兮随附分而会阳。下中次上之髎，白环中膂之房。膀胱俞兮小肠，大肠俞兮在旁。三焦肾俞兮胃俞接，脾胆肝膈兮心俞当。厥阴肺俞之募，风门大杼之方。天柱坚兮玉枕络却，通天溪兮见彼承光。自五处曲差而下，造攒竹睛明之场。

足少阴兮肾属，涌泉流于然谷。太溪大钟兮水泉缘，照海复溜兮交信续。从筑宾兮上阴谷，掩横骨兮大赫麓。气穴四满兮中注，肓俞上通兮商曲。守石关兮阴都宁，闭通谷兮幽门肃。步廊神封而灵墟存，神藏或中而俞府足。

手厥阴心包之络，中冲发中指之奇。自劳宫大陵而往，逐内关间使而驰。叩郄门于曲泽，酌天泉于天池。

手少阳三焦之脉，在小指次指之端。关冲开乎液门，中渚阳池外关。支沟会宗三阳络，四渎天井清冷渊，消泺臑会肩髎相连。天窗处天牖之下，翳风让瘈脉居先。颅息定而角孙近耳，丝竹空而和髎倒悬。耳门既辟，夏蚋闻焉。

足少阳兮胆经，穴乃出乎窍阴，沂侠溪兮地五会，过临泣兮丘墟平。悬钟兮阳辅光明，外丘兮阳交阳陵。西出阳关兮，抵中渎风市之境；环跳居髎兮，循维道五枢之宫。考夫带脉，询至京门。日月丽兮辄筋荣，渊液泄兮肩井盈。临风池兮脑空鸣，穷窍阴兮完骨明。举浮白于天冲，接承灵于正营。目窗兮临泣，阳白兮本神。率谷回兮曲鬓出，悬厘降兮悬颅承。颔厌兮嘉客主人，听会兮瞳子髎迎。

厥阴在足，肝经所钟，起大敦于行间，循太冲于中封。蠡沟中都之会，膝关曲泉之宫。袭阴包于五里兮，阴廉乃发；寻羊矢于章门兮，期门可攻。

至若任脉行乎腹与胸，承浆泄兮廉泉通。窥天突于璇玑，捣华盖于紫宫。登玉堂兮膻中集，履中庭兮鸠尾冲。瞻巨阙兮二脘上中，过建里兮下脘攸同。水分兮神阙缥缈，阴交兮气海鸿蒙。石门直兮关元中极，曲骨横兮会阴乃终。

督脉行乎背部中，兑端接兮龈交从。素髎在面兮，水沟疏通；神庭入发兮，上星瞳蒙。囟会现兮前顶，百会伊兮尊崇。后顶辅兮强间逢，脑户闭兮风府空。哑门通于大椎兮，陶道夷坦；身柱缥于神道兮，灵台穹窿。至阳立下，筋缩脊中；接脊悬枢，命门重重。歌阳关兮舞腰俞，愿长强兮寿无穷。

二、按要

刘纯医学有其家学渊源，据其《杂病治例·兰室誓戒》："吾宗累世簪缨，名门右族，吾父橘泉翁始从丹溪朱彦修学此术"，《医经小学》自序："昔丹溪先生以医鸣江东，家君亲从之游，领其心授。纯生晚学陋，承亲之训有年矣，其于经论习而玩之，颇尝得其指归。"其父橘泉翁从朱丹溪学医，而刘氏承继家学，"穷而在下，不能躬耕自食其力，故托迹于医，以自养自晦也"。后从学于冯庭干等人，得以博采各家之长。如其在《杂病治例·兰室誓戒》中云："余又得从乡先生冯庭干、许宗鲁、丘克容数君子印正，方始道明艺精。"

刘纯著《医经小学》，在其自序中讲述了缘由："欲初学者得以寻流问源，而不踏夫他歧之惑""不自揆度，窃以先生之旨，辑其医之可法，本诸经论之精微，节目更为定次，歌语引例具图，以便记习。至于脉诀之未备者，亦为增正，名曰《医经小学》。"明代李梴《医学入门》中对其本草及"十五络脉""奇经八脉"等内容加以引用，并评价说："《医经小学》法全辞略，真可以入门也。"

从刘纯的著作来看，他涉猎的医学是多方面的，针灸只是其中一方面。据《杂病治例》萧谦序及《咸宁县志》载，刘纯尚撰有《太素脉诀》《寿亲养老补遗》若干卷，惜此两书早已散佚，但刘氏所存"养生十条"仍为今人遵从。

刘纯在针灸方面的贡献主要体现在对针法的临床实用性的研究，总结并开创了一些简明实用的手法，并在《杂病治例》中记载各种杂病的针灸方法，或针或灸，或补或泻，简明扼要，便于参考运用。例如，刘氏所创的"平针法"，是一种补泻不甚明显的通治针法，类似后世所称的"平补平泻"法。"按揉令气散，陷穴故较深。持针安穴上令他嗽一声，随嗽归天部，停针再至人。再停归地部，待气候针沉。气若不来至，指甲切其经，次提针向病，针退天地人。"包含了针刺前的按穴、进针操作、分部运针、候气、出针等针刺的全过程。刘氏关于针刺补泻手法的操作，不如烧山火、透天凉复杂而难以掌握，比较简明实用。其曰："补必随经刺，今他吹气频。随吹随左转，逐归天地人。待气停针久，三弹更熨温。出针口吸气，急急闭其门。泻欲迎经取，吸则内其针。吸时须右转，依次进天人。转针仍复吸，依法要停针。出针吹出气，摇动大其门。"且认为出针不可猛，强调出针要不出血。他说："凡出针不可猛出，必须作二三次，须徐徐转而出之，则无血。若猛出者，必见血也。"

"周身经穴赋"是一篇广为流传的歌赋，《针灸大全》《针灸大成》皆原文转载。刘氏"周身经穴赋"与滑氏"十四经脉气所发篇"内容相似，通篇以赋文的形式叙述十四经孔穴的依次排列，列 355 个腧穴。与"十四经脉气所发篇"不同的是，刘氏所述经穴皆由四肢末端井穴开始而走向头面及躯干，任督二脉亦从面口开始，循躯干至于会阴，且此篇比"十四经血歌"少 4 个腧穴，分别是膀胱经的腧穴眉冲、督俞、气海俞、关元俞，其他各经穴皆相同。高武认为滑寿的"十四经脉气所发篇"要胜于此篇，其在《针灸聚英》中曾这样评论："顺经编叶，有起止次序，滑氏所撰者，比明代徐廷瑞'周身经穴赋'过之远矣。"（注：徐氏"周身经穴赋"出自《医经小学》）

第二节 十四经穴歌

　　此歌赋见载于《医学入门》，为明代著名儒医李梴所著。李梴，字健斋，南丰（今江西南丰）人。李梴少习儒，为邑庠生，负奇才，后因病学医，博览群书，勤于临床，医声斐然。常以儒理释医理，尝谓："学者不深入《易》，则于死生之故不达，利济人物，终无把握。"晚年因感初学者苦无门径可寻，乃收集医书数十家，"论其要，括其词，发其隐而类编之"，遂立志于门经书之编纂，经 4 年之久，著成《医学入门》9 卷，刊行于万历三年（1575 年）。

　　《医学入门》分内外集，自谓"医能知此内外门户，而后可以设法治病，不致循蒙执方，夭枉人命"，故题之曰《医学入门》。全书共 9 卷，卷首载医学略论、医家传略、经穴图说及保养、运气等；卷一为经络、脏腑、诊法、针灸；卷二至三为本草、六气为病、疾病用药、食治等；卷四至八为内外妇儿诸科证治和急救方。本书将多种前人著作重新合并分类，撷取其精华而成，主要是以《医经小学》为主要蓝本，用歌赋形式写作。

　　本歌赋选自《医学入门》，节录于卷一"经络"中"经穴起止"章节中歌诀内容，标题为笔者所加。

一、歌赋

1. 手太阴肺经

手太阴肺十一穴，中府云门天府诀；

侠白尺泽孔最存，列缺经渠太渊涉，

鱼际少商如韭叶。

2. 手阳明大肠经

手阳明穴起商阳，二间三间合谷藏；

阳溪偏历温溜长，下廉上廉手三里。

曲池肘髎五里近，臂臑肩髎巨骨当；

天鼎扶突禾髎接，鼻旁五分号迎香。

3. 足阳明胃经

四十五穴足阳明，承泣四白巨髎经；

头维下关颊车停，地仓大迎对人迎。

水突气舍连缺盆，气户库房屋翳屯；

膺窗乳中延乳根，不容承满梁门起。

关门太乙滑肉门，天枢外陵大巨存；

水道归来气冲次，髀关伏兔走阴市。

梁丘犊鼻足三里，上巨虚连条口位；

下巨虚跳上丰隆，解溪冲阳陷谷中，

内庭厉兑经穴终。

4. 足太阴脾经

二十一穴脾中州，隐白在足大指头；

大都太白公孙盛，商丘三阴交可求。

漏谷地机阴陵穴，血海箕门冲门开；

府舍腹结大横排，腹哀食窦连天溪，

胸乡周荣大包随。

5. 手少阴心经

九穴午时手少阴，极泉青灵少海深；

灵道通里阴郄邃，神门少府少冲寻。

6. 手太阳小肠经

手太阳穴一十九，少泽前谷后溪薮；

腕骨阳谷养老绳，支正小海肩贞遇。

臑俞天宗连秉风，曲垣肩外肩中走；

天窗天容上颧髎，听宫耳前珠旁取。

7. 足太阳膀胱经

足太阳穴六十七，晴明目内红肉藏；

攒竹眉冲与曲差，五处寸半上承光。

通天络却玉枕昂，天柱后际大筋外；

大杼背部第二行，风门肺俞厥阴四。

心俞督俞膈俞强，肝胆脾胃俱挨次；

三焦肾气海大肠，关元小肠到膀胱。

中膂白环仔细量，自从大杼至白环，

各各节外寸半长。上髎次髎中复下，

一空二空腰髁当，会阳阴尾骨外取。

附分侠脊第三行，魄户膏肓与神堂；

譩譆膈关魂门九，阳纲意舍连胃仓，

肓门志室胞之肓，二十秩下秩边场。

扶承臀横纹中央，殷门浮郄到委阳；

委中合阳承筋是，承山飞扬踝跗阳。

昆仑仆参下申脉，金门京骨束骨忙，

通谷至阴小指旁。

8. 足少阴肾经

足少阴穴二十七，涌泉然谷太溪溢；

大钟水泉照海深，复溜交信筑宾实；

阴谷膝内附骨后，以上从足走至膝。

横骨大赫连气穴，四满中注肓俞脐；

商曲石关阴都密，通谷幽门寸半辟；

折量腹上分十一，步廊神封膺灵墟，

神藏或中俞府毕。

9. 手厥阴心包经

九穴心包手厥阴，天池天泉曲泽深；

郄门间使内关对，大陵劳宫中冲侵。

10. 手少阳三焦经

二十三穴手少阳，关冲液门中渚旁；

阳池外关支沟正，会宗三阳四渎长。

天井清冷渊消泺，臑会肩髎天髎堂；

天牖翳风瘛脉青，颅息角孙丝竹张，

耳门禾髎听有常。

11. 足少阳胆经

少阳足经瞳子髎，四十四穴行迢迢。

听会上关颔厌集，悬颅悬厘曲鬓翘；

率谷天冲及浮白，窍阴完骨本神招。

阳白临泣目窗辟，正营承灵脑空摇；

风池肩井渊腋部，辄筋日月京门标。

带脉五枢维道续，居髎环跳风市邀；

下渎阳关阳陵穴，阳交外丘光明宵。

阳辅悬钟丘墟外，足临泣地五侠溪，

第四指端窍阴毕。

12. 足厥阴肝经

一十四穴足厥阴，大敦行间太冲侵；

中封蠡沟中都近，膝关曲泉阴包临；

五里阴廉羊矢（急脉）穴，章门常对期门深。

13. 督脉

督脉中行二十七，长强腰俞阳关密；

命门悬枢接脊中，筋缩至阳灵台逸。

神道身柱陶道长，大椎平肩二十一；

哑门风府脑户深，强间后顶百会率。

前顶囟会上星圆，神庭素髎人中居；

兑端开口唇中央，龈交唇内任督毕。

14. 任脉

任脉三八起阴会，曲骨中极关元锐；

石门气海阴交仍，神阙水分下脘配。

建里中上脘相连；巨阙鸠尾蔽骨下；

中庭膻中募玉堂，紫宫华盖璇玑夜。

天突结喉是廉泉，唇下宛宛承浆舍。

二、按要

李梴著《医学入门》一书的宗旨是使习医者了解医之内外门户，而后可以设法，治病不致循蒙执方，夭枉人命。由于医学著作大多语句深奥艰涩，医理简古，于是李梴采用通俗顺口的歌诀形式加以发挥，便于初学者掌握。他的歌诀体裁的运用范围十分广泛，不仅用来概括本草、方剂、四诊、经络脏腑等基础理论，而且也用于内伤、外感、伤寒、杂病及内外妇儿各科疾病的描述。为使读者易于理解，他在以歌赋形式为正文的前提下，并附注文做补充说明，注文引录各家之说，附以己见。

《医学入门》共载针灸歌赋27首，除"十五络脉"和"奇经八脉"出自《医经小学》，其余25首皆首见此书，包括"经穴起止"

14首、"奇经八脉主病"1首、"杂病穴法歌"1首，以及有关于针灸禁忌的歌诀9首。

李氏针灸学的特点体现在以下几点：

1. 精简针刺，穴分主应

李氏深感有些医者针刺取穴不分主次，以"满身针"为善，故在其《医学入门》论"神针大要有四"中首先提出"明穴法"的观点。他认为"周身三百六十穴，统于手足六十六穴，六十六穴又统于八穴"，主张临床宜重点应用这些穴位。且李氏主张治病用穴宜精简，他认为"百病一针为率，多则四针，满身针者可恶"。在其《医学入门》一书中列出"治病要穴"与"治病奇穴"两节，并对引出的常用穴位的主要作用及主治病症均一一作出了载述，精简扼要，重点突出，便于应用，充分体现其"尚精简"的学术思想。

2. 刺分迎随，异穴补泻

针刺的手法，直接关系着治疗的效果。李氏在《医学入门》论"神针大要四"中，重点讨论"迎随"与"飞经走气"，并认为这是"神针"的两大纲要。李氏创立了以针尖方向为主的"多元阴阳迎随补泻法"，认为"迎随"是针刺手法中的第一纲要，指出"迎随一差，气血错乱"。所谓"迎随"，他认为应泛指逆顺的关系而言，顺者为随为补，逆者为迎为泻。并根据针刺捻转的左右，手足的上下、左右，以及经脉、呼吸、男女、午前午后、数序的奇偶等阴阳属性，结合经脉循行与针刺方向的顺逆，创立了一套多元阴阳迎随补泻法。李氏还将针刺补泻手法与腧穴功能有机地结合起来，在一组处方中的不同穴位，分别施以补或泻的手法，即一穴用补法，另一穴用泻法的"异穴分施补泻法"，使针灸辨证论治具有更多的灵活性，从而也提高了临床疗效。如他在"杂病穴法歌"载述的88则治症取穴中，明确注明远道下部穴用泻法的有18方，用上泻下补的有12方。

3. 流注开穴，灸养防病

"按日起时，循经寻穴，时上有穴，穴上有时，分明实落，不必数上衍数"，这是李梴对子午流注的重新认识，主张"宁守子午，而舍尔灵龟也"，以子午流注的开穴方法来取代灵龟、飞腾各法。李氏将子午流注的开穴规律从一时一穴的一元开穴说，演绎成一时开六穴的多元开穴说，发展了子午流注开穴学说。"药之不及，针之不到，必须灸之"，李氏强调药、针、灸的联合应用，对灸法应用多有新说。李氏认为灸善温阳补虚，亦可泻热泻实，拓展了灸法的应用。在《医学入门》卷一载有"炼脐"一法，用麝香、丁香、青盐等20余种药物为末填脐中，上盖槐皮，置艾绒施灸五六十壮，使遍身出汗。如不汗，三五日后再灸一百二十壮。称此方不但可治劳疾，"凡一年四季，各熏一次，元气坚固，百病不生"，且"凡用此灸，则百病顿除，益气延年"。此法即后世之熏脐法，被广泛应用于临床，对灸法养生、灸治未病贡献巨大。

李梴《医学入门》卷一"经络"中"经穴起止"阐述了十四经的经穴，按经脉的流注次序排列十四经，各经先载经穴歌诀，歌诀下作简要介绍，包括本经腧穴的总数、起止穴及气血的流注等。后分列本经腧穴，每穴论述具体定位、针灸方法、主治病证。笔者辑录其中歌诀内容，汇为一篇，题加"十四经穴歌"篇名。需要指出的是，"经穴起止"的"足少阳胆经"和"足厥阴肝经"两篇歌诀原文中"四十三穴行迢迢"和"一十三穴足厥阴"，文中实际表述了44穴和14穴，故改为"四十四穴行迢迢"和"一十四穴足厥阴"。另外，李氏在列述经穴时，均按经穴次序排列，独"手少阳三焦经"最后两句"颅息角孙丝竹张，耳门禾髎听有常"，将在丝竹空排在耳门、禾髎，有误，需加注意。

李梃的这14首歌诀与滑寿《十四经发挥》之"十四经脉气所发篇"有极为相似之处，但又有明显不同，应该是在《十四经发挥》的基础上改编而成，是对滑寿"十四经脉气所发篇"内容的进一步完善。

第三节　十四经经穴分寸歌

此歌赋见载于《医宗金鉴》。此歌为卷八十一至卷八十四所列十四经内容中各经的"分寸歌"，笔者将其归于一起，加以"十四经穴分寸歌"名称。原文在每首歌诀下均有注解，主要阐述每个腧穴的具体定位，并附有各经"经穴图"，颇为直观。本歌赋中经穴均按经脉的循行路线排列，实用性强，为针灸学习必须掌握之内容。

本歌赋选自《医宗金鉴·刺灸心法要诀》。

一、歌赋

1. 肺经分寸歌

太阴中府三肋间，上行云门寸六许；

云在任玑旁六寸，大肠巨骨下二骨。

天府腋三动脉求，侠白肘上五寸主；

尺泽肘中约纹是，孔最腕上七寸拟。

列缺腕上一寸半，经渠寸口陷中取；

太渊掌后横纹头，鱼际节后散脉里；

少商大指端内侧，鼻衄刺之立时止。

2. 大肠经分寸歌

商阳食指内侧边，二间来寻本节前；

三间节后陷中取，合谷处口歧骨间。

阳溪上侧腕中是，偏历腕后三寸安；

温溜腕后去五寸，池前五寸下廉看。

池前三寸上廉中，池前二寸三里逢；

曲池曲肘纹头尽，肘髎上臑外廉近。

大筋中央寻五里，肘上三寸行向里；

臂臑肘上七寸量，肩髃肩端举臂取。

巨骨肩尖端上行，天鼎喉旁四寸真；

扶突天突旁三寸，禾髎水沟旁五分；

迎香禾髎上一寸，大肠经穴自分明。

3. 胃经分寸歌

胃之经兮足阳明，承泣目下七分寻；

再下三分名四白，巨髎鼻孔旁八分。

地仓侠吻四分近，大迎颔下寸三中；

颊车耳下八分陷，下关耳前动脉行。

头维神庭旁四五，人迎喉旁寸五真；

水突筋前人迎下，气舍喉下一寸乘。

缺盆舍下横骨陷，气户下行一寸明；

库房下行一寸六，屋翳膺窗乳中根。

不容巨阙旁二寸，一寸承满与梁门；

关门太乙滑内门，天枢脐旁二寸寻。

枢下一寸外陵穴，陵下一寸大巨陈；

巨下三寸水道穴，水下二寸归来存。

气街（气冲）归来下一寸，共去中行二寸匀；

髀关膝上尺二许，伏兔髀下六寸是。

阴市伏兔下三寸，梁丘市下一寸记；

犊鼻膝膑陷中取，膝眼三寸下三里。

里下三寸上廉穴，廉下二寸条口举；

再下二寸下廉穴，复上外踝上八寸，

却是丰隆穴当记。解溪则从丰隆下，

内循足腕上陷中；冲阳解下高骨动，

陷谷冲下二寸名。内庭次指外歧骨，

厉兑大次指端中。

4. 脾经分寸歌

大趾端内侧隐白，节后陷中求大都；

太白内侧核骨下，节后一寸公孙呼。

商丘内踝微前陷，踝上三寸三阴交；

再上三寸漏谷是，踝上五寸地机朝。

膝下内侧阴陵泉，血海膝膑上内廉；

箕门穴在鱼腹上，动脉应手越筋间。

冲门横骨两端动，府舍上行七分看；

腹结上行三寸入，大横上行一寸三。

腹哀上行三寸半，食窦上行三寸间；

天溪上行一寸六，胸乡周荣亦同然。

外斜腋下六寸许，大包九肋季胁端。

5. 心经分寸歌

少阴心起极泉中，腋下筋间动引胸；

青灵肘上三寸取，少海肘后端五分。

灵道掌后一寸半，通里腕后一寸同；

阴郄腕后内半寸，神门掌后锐骨隆。

少府小指本节末，小指内侧取少冲。

6. 小肠经分寸歌

小指端外为少泽，前谷本节前外侧；

节后横纹取后溪，腕骨腕前骨陷侧。

阳谷锐骨下陷肘，腕上一寸名养老；

支正外侧上四寸，小海肘端五分好。

肩贞肩端后陷中，臑俞肩臑骨陷考；

天宗肩骨下陷中，秉风肩上小髃空。

曲垣肩中曲胛陷，外俞上胛一寸从；

中俞大椎二寸旁，天窗曲颊动陷详。

天容耳下曲颊后，颧髎面頄锐骨量；

听宫中耳珠子上，此为小肠手太阳。

7. 膀胱经分寸歌

足太阳兮膀胱经，目内眦角始睛明；

眉头陷中攒竹取，曲差神庭旁寸五。

五处直行后五分，承通络却玉枕穴；

后循俱是寸五行，天柱项后发际内。

大筋外廉之陷中，自此脊中开二寸；

第一大杼二风门，三椎肺俞厥阴四；

心五督六膈七论，肝九胆十脾十一。

胃俞十二椎下寻，十三三焦十四肾；

气海俞在十五椎，大肠十六小十八。

膀胱俞穴十九椎，中膂内俞二十下；

白环俞穴廿一椎，小肠俞至白环内；

腰空上次中下髎，会阳阴微尻骨旁。

背开二寸二行了，别从脊中三寸半。

第二椎下为附分，三椎魄户四膏肓；

第五椎下神堂尊，第六譩譆膈关七。

第九魂门阳纲十，十一意舍之穴存；

十二会仓穴已分，十三肓门端正在。

十四志室不须论，十九胞肓廿秩边；

背部三行下行循。承扶臀下股上约。

下行六寸是殷门，从殷外斜上一寸；

曲膝得之浮郄寻，委阳承扶下六寸。

从郄内斜并殷门；委中膝腘约纹里；

此下三寸寻合阳，承筋脚跟上七寸，

穴在腨肠之中央。承山腿肚分肉间，

外踝七寸上飞扬，附阳外踝上三寸；

昆仑外跟陷中央；仆参亦在踝骨下。

申脉踝下五分张，金门申脉下一寸；

京骨外侧大骨当；束骨本节后陷中。

通谷节前限中量，至阴小趾外侧端，

去爪甲之韭叶方。

8. 心包络经分寸歌

心络起自天池间，乳后旁一腋下三。

天泉绕腋下二寸，曲泽屈肘陷中参；

郄门去腕后五寸，间使腕后三寸然。

内关去腕后二寸，大陵掌后横纹间；

劳宫屈拳名指取，中指之末中冲端。

9. 肾经分寸歌

足掌心中是涌泉，然谷内踝一寸前；

太溪踝后跟骨上，大钟跟后踵中边。

水泉溪下一寸觅，照海踝下四分真；

复溜踝后上二寸，交信后上二寸联。

二穴只隔筋前后，太阴之后少阴前；

筑宾内踝上腨分，阴谷膝下曲膝间。

横骨大赫并气穴，四满中注亦相连；

五穴上行皆一寸，中行旁开五分边。

肓俞上行亦一寸，但在脐旁半寸间；

商曲石关阴都穴，通谷幽门五穴联；

五穴上下一寸取，各开中行五分前。

步廊神封灵墟穴，神藏或中俞府安；

上行寸六旁二寸，俞府璇玑二寸观。

10. 三焦经分寸歌

无名外侧端关冲，液门小次指陷中；

中渚液门上一寸，阳池腕前表陷中。

外关腕后二寸陷，关上一寸支沟名；

外关一寸会宗平，斜上一寸三阳络。

肘前五寸四渎称，天井肘外大骨后；

肘上一寸骨罅中，井上一寸清冷渊。

消泺臂肘分肉端，臑会肩端前二寸；

肩髎臑上陷中看，天髎肩井后一寸。

天牖耳下一寸间，翳风耳后尖角陷；

瘛脉耳后青脉看，颅息青络脉之上。

角孙耳上发下间，耳门耳前缺处陷；

和髎横动脉耳前，欲觅丝竹空何在，

眉后陷中仔细观。

11. 胆经分寸歌

足少阳兮四十三，头上廿穴分三折；

起自瞳子至风池，积数陈之依次第。

外眦五分瞳子髎，耳前陷中寻听会；

上行一寸客主人，内斜曲角上颔厌。

后行颅中厘下穴，曲鬓耳前上发际；

率谷入发寸半安，天冲耳后斜二寸。

浮白下行一寸间，窍阴穴在枕骨下；

完骨耳后入发际，量得四分须用记。

本神神庭旁三寸，入发四分耳上系；

阳白眉上一寸许，上行五分是临泣。

临后寸半目窗穴，正营承灵及脑空；

后行相去一寸五，风池耳后发陷中。

肩井肩上陷中取，大骨之前寸半明；

渊液腋下行三寸，辄筋复前一寸行。

日月乳下二肋缝，下行五分是穴名；

脐上五分旁九五，季肋侠脊是京门。

季下寸八寻带脉，带下三寸穴五枢；

维道章下五三定，维下三寸居髎名，

环跳髀枢宛中陷，风市垂手中指终；

膝上五寸中渎穴，膝上二寸阳关寻。

阳陵膝下一寸住，阳交外踝上七寸；

外丘外踝七寸同，此系斜属三阳分。

踝上五寸定光明，踝上四寸阳辅穴；

踝上三寸是悬钟，丘墟踝前陷中取。

丘下三寸临泣存，临下五分地五会；

会下一寸侠溪轮；欲觅窍阴穴何在，

小指次指外侧寻。

12. 肝经分寸歌

大敦足大端外侧，行间两指缝中间；

太冲本节后二寸，中封内踝前一寸。

蠡沟踝上五寸是，中都上行二寸中；

膝关犊鼻下二寸，曲泉曲膝尽横纹。

阴包膝上行四寸，气冲三寸下五里；

阴廉气冲下二寸，急脉毛际旁二五。

厥阴大络系睾丸，章门脐上二旁六；

期门从章斜行乳，直乳二肋端缝已。

13. 任脉分寸歌

任脉会阴两阴间，曲骨毛际陷中安；

中极脐下四寸取，关元脐下三寸连。

脐下二寸名石门，脐下寸半气海全；

脐下一寸阴交穴，脐之中央即神阙。

脐上一寸为水分，脐上二寸下脘列；

脐上三寸名建里，脐上四寸中脘许。

脐上五寸上脘在，巨阙脐上六寸五；

鸠尾蔽骨下五分，中庭膻下六寸取。

膻中却在两乳间，膻上寸六玉堂主；

膻上紫宫三寸二，膻上华盖四八举。

膻上璇玑五寸八，玑上一寸天突起；

天突喉下约四寸，廉泉颔下骨尖已；

承浆颐前唇棱下，任脉中央行腹里。

14. 督脉分寸歌

尾闾骨端是长强，二十一椎腰俞当；

十六阳关十四命，三一悬枢脊中央。

十椎中枢筋缩九，七椎之下乃至阳；

六灵五神三身柱，陶道一椎之下乡。

一椎之上大椎穴，上至发际哑门行；

风府一寸宛中取，脑户二五枕之方。

再上四寸强间位，五寸五分后顶强；

七寸百会顶中取，耳尖前后发中央。

前顶前行八寸半，前行一尺囟会量；

一尺一寸上星位，前发尺二神庭当。

鼻端准头素髎穴，水沟鼻下人中藏；

兑端唇上端上取，龈交唇内齿缝乡。

二、按要

《医宗金鉴·刺灸心法要诀》中有关十二经脉和奇经八脉的循行歌有 20 首，穴歌及分寸歌共 40 首，是在前人的基础上改编完备而成，清晰而全面地展现了全身经络腧穴的分布规律。有叙述特定穴的歌赋 13 首，为"十二经表里原络总歌" 1 首及"十二经的原络穴主治歌"共 12 首，相关内容在《针灸大成》中的"十二经治症主客原经"中首次出现，这 13 首歌诀内容与之类似而行文方式不同。还有按照头胸腹背手足等不同部位选取针灸要穴 145 个编成的歌赋 5 首，成为各部"主病针灸要穴歌"。八法八穴方面分别有歌诀 9 首，皆非首见。这 9 首歌诀中"八脉交会八穴歌"出自《医经小学》，另外 8 首关于八穴主治的歌诀则出自《针灸聚英》"八法八穴歌"。

　　"经穴歌"与"经穴分寸歌"不同，前者歌诀以经脉中所包含的腧穴为主，一般不涉及腧穴定位；后者以经脉所包括穴位的定位内容为主，方便记忆使用。

　　"十四经穴分寸歌"是关于十四条经脉中腧穴的定位内容，按经排列，共载有360个腧穴定位，仅缺膀胱经眉冲（"分寸歌"中还缺关元俞，但在其注解中增加了此穴）。《医宗金鉴·刺灸心法要诀》卷八十秉承《甲乙经》以部列穴，以头面颈、胸腹、后头项、背、侧头面颈肩、侧腋胁肋6部列穴，并加注每穴归属经脉，易于查找。四肢以经列穴，以手三阴、手三阳、足三阴、足三阳分经列穴，以手足十二经顺序排列，系统条理，便于掌握。分部分经两种排列形式共存，一横一纵，一经一纬，层次清楚，既避免了按部取穴割裂经络理论的弊端，又便于按部取穴，分部分经，相得益彰。

第四节　十二经起止歌

此歌赋见载于《医宗金鉴》。本歌记述了十二经脉流注次序，重点说明十二经脉腧穴各自的起止点，即起于某穴，终于某穴，便于记诵。类似歌诀《针灸大成》《类经图翼》中早已有之，《医宗金鉴》则与其完全不同。

本歌赋选自《医宗金鉴·刺灸心法要诀》。

一、歌赋

> 肺起中府止少商，大肠商阳止迎香；
>
> 胃起承泣终厉兑，脾起隐白大包乡。
>
> 心起极泉少冲止，小肠少泽止听宫；
>
> 膀胱睛明止至阴，肾起涌泉俞府终。
>
> 包络天池中冲止，三焦关冲止竹空；
>
> 胆瞳子髎止窍阴，肝起大敦止期门。

二、按要

《医宗金鉴》"十二经起止歌"最大特点就是简洁明了，易于记诵。现录《针灸大成》"脏腑十二经穴起止歌"及《类经图翼》"十二经脉起止歌"于下，可做比较：

1.《针灸大成》"脏腑十二经穴起止歌"

手肺少商中府起，大肠商阳迎香二，足胃头维厉兑三，脾部隐白大包四，手心极泉少冲来，小肠少泽听宫去，膀胱睛明至阴间，肾经涌泉俞府位，心包天池中冲随，三焦关冲耳门继，胆家瞳子髎窍阴，厥肝大敦期门至，十二经穴始终歌，学者铭于肺腑记。

2.《类经图翼》"十二经脉起止歌"

经始太阴而厥阴最后，穴先中府而终则期门。原夫肺脉，胸中始生，出腋下而行于少商，络食指而接乎阳明。大肠起自商阳，终迎香于鼻外；胃历承泣而降，寻厉兑于足经。脾自足之隐白，趋大包于腋下；心由极泉而出，注小指之少冲。小肠兮，起端于少泽，维肩后，上络乎听宫。膀胱穴自睛明，出至阴于足外；肾以涌泉发脉，通俞府于前胸。心包起乳后之天池，络中冲于手中指；三焦始名指之外侧，从关冲而丝竹空。胆从瞳子髎穴，连窍阴于足之四指；肝因大敦而上，至期门而复于太阴肺经。

第五节 十二经穴周流歌

此歌赋见载于《医宗金鉴》。全歌以七言韵语的形式，展现了十二经脉的流注次序和方向，并突出了手足经脉气血循环特征。手部三阴经由胸至手，交接于手部三阳经；手部三阳经再由手至头，交接于足部三阳经；足部三阳经再由头至足，交接于足部三阴经；足部三阴经再由足走腹（胸），交接于手部三阴经的经脉。歌赋包括了经脉起止穴的内容，按其表述内容，歌名改为"十二经脉周流歌"似乎更为妥帖。

本歌赋选自《医宗金鉴·刺灸心法要诀》。

一、歌赋

中府为初注少商，少商别络注商阳，

商阳复向迎香走，香接头维至库房；

维下降兮趋厉兑，兑传隐白至胸乡，

隐白上升达大包，大包仍续极泉场；

泉贯少冲心部井，少泽相连即小肠，

泽会听宫睛明分，睛明下造至阴强；

至阴斜出涌泉底，泉穴还归俞府藏，

俞府天池横络截，池出中冲心主张；

中冲并与关冲合，关冲宛转丝竹旁，

丝竹更贯瞳髎穴，瞳髎下入窍阴方；

窍阴横亘大敦井，敦上期门肝脉当，

期门历遍还中府，经络周流仔细详。

二、按要

本歌赋将"手之三阴从胸走手，手之三阳从手走头；足之三阳从头走足，足之三阴从足走腹（胸）"与十二经穴的起止内容结合在一起，更为周详。

十二经脉流注是指人体十二经脉的气血循环贯注。人身气血流动不息，向各处渗灌，而十二经脉为气血运行的主要通道。经脉运行气血，气血的运行有赖于肺气的传输，所以十二经脉气血流注从手太阴肺经开始，逐经相传，至肝经而终，再由肝经复传于肺经，流注不已，从而构成了周而复始、如环无端的循环传注系统。正如《灵枢·卫气》载："阴阳相随，外内相贯，如环之无端。"十二经脉将气血周流全身，使人体不断地得到精微物质而维持各脏腑组织器官的功能活动。《灵枢·本藏》云："经脉者，所以行血气而营阴阳，濡筋骨，利关节者也。"

《灵枢·官能》所谓："用针之理，必知形气之所在。左右上下，阴阳表里，血气多少，行之逆顺，出入之合，谋划有过。"明辨十二经脉气血多少及流注规律是掌握经脉流注次序意义的前提，是行针施药的基础，也就是说行针治病，首先要辨清十二经脉之流注顺逆，如此才可以采用相应的手法对疾病进行诊治。

可参阅"十二经营行次序逆顺歌"及"十二经起止歌"等"按要"。

第六节　分部主病针灸要穴歌

此歌赋见载于《医宗金鉴》。全歌主要内容是将 144 个针灸要穴，按照头、胸腹、背、手、足等 5 个不同部位，依次叙述了每个腧穴的主治规律。这种排列方式恢复了《铜人腧穴针灸图经》《针灸甲乙经》的腧穴排列特色，展现了一身腧穴的横向相关性。全歌共包括 5 部分："头部主病针灸要穴歌""胸腹部主病针灸要穴歌""背部主病针灸要穴歌""手部主病针灸要穴歌"，为作者首创。笔者根据其篇名，总其名为"分部主病针灸要穴歌"。

从这 5 首歌诀的内容来看，是以"歌诀"和"注解"的表述格式，指出了各部位的常用腧穴及其主要主治作用，均是以腧穴为纲，然后阐述其治疗作用。从临床使用的角度来看，可以理解为仅是列举了 144 个常用腧穴，故《刺灸心法要诀》称之为"主病针灸要穴歌"，不无道理，这也是编者将此歌诀列入"腧穴歌赋"而未列入"治疗歌赋"的缘由。

本歌赋选自《医宗金鉴·刺灸心法要诀》。

一、歌赋

1. 头部主病针灸要穴歌

百会主治卒中风，兼治癫痫儿病惊；

大肠下气脱肛病，提补诸阳气上升。

神庭主灸羊痫风，目眩头痛灸脑空；

翳风专刺耳聋病，兼刺瘰疬项下生。

上星通天主鼻渊，瘜肉痔塞灸能痊；

兼治头风目诸疾，炷如小麦灼相安。

哑门风府只宜刺，中风舌缓不能言；

颈项强急及瘛疭，头风百病与伤寒。

头维主刺头风疼，目痛如脱泪不明；

禁灸随皮三分刺，兼刺攒竹更有功。

率谷酒伤吐痰眩，风池主治肺中寒；

兼治偏正头疼痛，颊车落颊风自痊。

临泣主治鼻不通，眵矇冷泪云翳生；

惊痫反视卒暴厥，日晡发疟胁下疼。

水沟中风口不开，中恶癫痫口眼歪；

刺治风水头面肿，灸治儿风急慢灾。

承浆主治男七疝，女子瘕聚儿紧唇；

偏风不遂刺之效，消渴牙疳灸功深。

迎香主刺鼻失臭，兼刺面痒若虫行；

先补后泻三分刺，此穴须知禁火攻。

口眼歪邪灸地仓，颊肿唇弛牙噤强；

失音不语目不闭，瞤动视物目晾晾。

听会主治耳聋鸣，兼刺迎香功最灵；

中风瘛疭㖞斜病，牙车脱臼齿根疼。

听宫主治耳聋鸣，睛明攒竹目昏蒙；

迎风流泪眦痒痛，雀目攀睛白翳生。

2. 胸腹部主病针灸要穴歌

膻中穴主灸肺痈，咳嗽哮喘及气瘿；

巨阙九种心疼病，痰饮吐水息贲宁。

上脘奔豚与伏梁，中脘主治脾胃伤；

兼治脾痛疟痰晕，痞满翻胃尽安康。

水分胀满脐突硬，水道不利灸之食；

神阙百病老虚泻，产胀溲难儿脱肛。

气海主治脐下气，关元诸虚泻浊遗；

中极下元虚寒病，一切癥冷总皆宜。

膺肿乳痈灸乳根，小儿龟胸灸亦同；

呕吐吞酸灸日月，大赫专治病遗精。

天枢主灸脾胃伤，脾泻痢疾甚相当；

兼灸鼓胀癥瘕病，艾火多加痛必康。

章门主治痞块病，但灸左边可拔根，

若灸肾积脐下气，两边齐灸自然平。

期门主治奔豚病，上气咳逆胸背疼；

兼治伤寒胁硬痛，热入血室刺有功。

带脉主灸一切疝，偏坠木肾尽成功；

兼灸妇人浊带下，丹田温暖自然停。

3. 背部主病针灸要穴歌

腰俞主治腰脊痛，冷痹强急动作难；

腰下至足不仁冷，妇人经病尿赤痉。

至阳专灸黄疸病，兼灸痞满喘促声；

命门老虚腰痛证，更治脱肛痔肠风。

膏肓一穴灸劳伤，百损诸虚无不良；

此穴禁针惟宜艾，千金百壮效非常。

大杼主刺身发热，兼刺疟疾咳嗽痰；

神道惟灸背上病，怯怯短气艾火添。

风门主治易感风，风寒痰嗽吐血红；

兼治一切鼻中病，艾火多加嗅自通。

肺俞内伤嗽吐红，兼灸肺痿与肺痈；

小儿龟背亦堪灸，肺气舒通背自平。

膈俞主治胸胁痛，兼灸痰疟痃癖攻；

更治一切失血证，多加艾灼总收功。

肝俞主灸积聚痛，兼灸气短语声轻；

更同命门一并灸，能使瞽目复重明。

胆俞主灸胁满呕，惊悸卧睡不能安；

兼灸酒疸目黄色，面发赤斑灸自痊。

脾俞主灸伤脾胃，吐泻疟痢疸痕瘕；

喘急吐血诸般证，更治婴儿慢脾风。

三焦俞治胀满疼，积块坚硬痛不宁；

更治赤白休息痢，刺灸此穴自然轻。

胃俞主治黄胆病，食毕头目即晕眩；

疟疾善饥不能食，艾火多加自可痊。

肾俞主灸下元虚，令人有子效多奇；

兼灸吐血聋腰痛，女疸妇带不能遗。

大肠俞治腰脊疼，大小便难此可通；

兼治泄泻痢疾病，先补后泻要分明。

膀胱俞治小便难，少腹胀痛不能安；

更治腰脊强直痛，艾火多添疾自痊。

譩譆主治久疟病，五脏疟灸脏俞平；

意舍主治胁满痛，兼疗呕吐立时宁。

身柱主治羊痫风，咳嗽痰喘腰背疼；

长强惟治诸般痔，百劳穴灸汗津津。

4. 手部主病针灸要穴歌

尺泽主刺肺诸疾，绞肠痧痛锁喉风；

伤寒热病汗不解，兼刺小儿急慢风。

列缺主治嗽寒痰，偏正头疼治自痊；

男子五淋阴中痛，尿血精出灸便安。

经渠主刺疟寒热，胸背拘急胀满坚；

喉痹咳逆气数欠，呕吐心疼亦可痊。

太渊主刺牙齿病，腕肘无力或痛疼；

兼刺咳嗽风痰疾，偏正头疼效若神。

鱼际主灸牙齿痛，在左灸左右同然；

更刺伤寒汗不出，兼治疟疾方欲寒。

少冲主治心胆虚，怔忡癫狂不可遗；

少商惟针双鹅痹，血出喉开功最奇。

少海主刺腋下瘰，漏臂痹痛羊痫风；

灵道主治心疼痛，瘛疭暴喑不出声。

通里主治温热病，无汗懊憹心悸惊；

喉痹苦呕暴喑哑，妇人经漏过多崩。

神门主治悸怔忡，呆痴中恶恍惚惊；

兼治小儿惊痫证，金针补泻疾安宁。

少府主治久咳疟，肘腋拘急痛引胸；

兼治妇人挺痛痒，男子遗尿偏坠疼。

曲泽主治心痛惊，身热烦渴肘掣疼；

兼治伤寒呕吐逆，针灸同施立刻宁。

间使主治脾寒证，九种心疼疟渴生；

兼治瘰疬生项下，左右针灸自然平。

内关主刺气块攻，兼灸心胸胁痛疼；

劳热疟疾审补泻，金针抽动立时宁。

痰火胸疼刺劳宫，小儿口疮针自轻；

兼刺鹅掌风证候，先补后泻效分明。

商阳主刺卒中风，暴仆昏沉痰塞壅；

少商中冲关冲少，少泽三棱立回生。

三里三间并二间，主治牙疼食物难；

兼治偏风眼目疾，针灸三穴莫教偏。

合谷主治破伤风，痹痛筋急针止疼；

兼治头上诸般病，水肿产难小儿惊。

阳溪主治诸热证，瘾疹痂疥亦当针；

头痛牙痛咽喉痛，狂妄惊中见鬼神。

曲池主治是中风，手挛筋急痛痹风；

兼治一切疟疾病，先寒后热自然平。

肩井一穴治仆伤，肘臂不举浅刺良；

肩髃主治瘫痪疾，手挛肩肿效非常。

少泽主治衄不止，兼治妇人乳肿疼；

大陵一穴何专主，呕血疟疾有奇功。

前谷主治癫痫疾，颈项肩臂痛难堪；

更能兼治产无乳。小海喉龈肿痛痓。

腕骨主治臂腕疼，五指诸疾治可平；

后溪能治诸疟疾，能令癫痫渐渐轻。

阳谷主治头面病，手膊诸疾有多般；

兼治痔漏阴痿疾，先针后灸自然痊。

支正穴治七情郁，肘臂十指尽皆挛；

兼治消渴饮不止，补泻分明自可安。

液门主治喉龈肿，手臂红肿出血灵；

又治耳聋难得睡，刺入三分补自宁。

中渚主治肢木麻，战振蜷挛力不加；

肘臂连肩红肿痛，手背痈毒治不发。

阳池主治消渴病，口干烦闷疟热寒；

兼治折伤手腕痛，持物不得举臂难。

外关主治脏腑热，肘臂胁肋五指疼；

瘰疬结核连胸颈，吐衄不止血妄行。

支沟中恶卒心痛，大便不通胁肋疼；

能泻三焦相火盛，兼治血脱晕迷生。

天井主泻瘰疬疹，角孙惟主目翳生；

耳门耳聋聤耳病，丝竹空穴治头风。

5. 足部主病针灸要穴歌

隐白主治心脾痛，筑宾能医气疝疼；

照海穴治夜发痉，兼疗消渴便不通。

大都主治温热病，伤寒厥逆呕闷烦；

胎产百日内禁灸，千金主灸大便难。

太白主治痔漏疾，一切腹痛大便难；

痞疸寒疟商邱主，兼治呕吐泻痢痊。

公孙主治痰壅膈，肠风下血积块疴；

兼治妇人气蛊病，先补后泻自然瘥。

三阴交治痞满坚，痼冷疝气脚气缠；

兼治不孕及难产，遗精带下淋沥痊。

血海主治诸血疾，兼治诸疮病自轻；

阴陵泉治胁腹满，刺中下部尽皆松。

涌泉主刺足心热，兼刺奔豚疝气疼；

血淋气痛疼难忍，金针泻动自安宁。

然谷主治喉痹风，咳血足心热遗精；

疝气温疟多渴热，兼治初生儿脐风。

太溪主治消渴病，兼治房劳不称情；

妇人水蛊胸胁满，金针刺后自安宁。

阴谷舌纵口流涎，腹胀烦满小便难；

疝痛阴痿及痹病，妇人漏下亦能痊。

复溜血淋宜乎灸，气滞腰疼贵在针；

伤寒无汗急泻此，六脉沉伏即可伸。

大敦治疝阴囊肿，兼治脑衄破伤风；

小儿急慢惊风病，炷如小麦灸之灵。

行间穴治儿惊风，更刺妇人血蛊癥；

浑身肿胀单腹胀，先补后泻自然平。

大冲主治肿胀满，行动艰辛步履难；

兼治霍乱吐泻证，手足转筋灸可痊。

中封主治遗精病，阴缩五淋溲便难；

鼓胀瘿气随年灸，三里合灸步履艰。

曲泉癀疝阴股痛，足膝胫冷久失精；

兼治女子阴挺痒，少腹冷痛血痕癥。

伏兔主刺腿膝冷，兼刺脚气痛痹风；

若逢穴处生疮疖，说与医人莫用功。

阴市主刺痿不仁，腰膝寒如注水侵；

兼刺两足拘挛痹，寒疝少腹痛难禁。

足三里治风湿中，诸虚耳聋上牙疼；

噎膈鼓胀水肿喘，寒湿脚气及痹风。

解溪主治风水气，面腹足肿喘嗽频；

气逆发噎头风眩，悲泣癫狂悸与惊。

陷谷主治水气肿，善噫痛疝腹肠鸣；

无汗振寒痰疟病，胃脉得弦泻此平。

内庭主治痞满坚，左右缪灸腹响宽；

兼刺妇人食蛊胀，行经头晕腹疼安。

厉兑主治尸厥证，惊狂面肿喉痹风；

兼治足寒膝膑肿，相偕隐白梦魇灵。

飞阳主治步艰难，金门能疗病癫痫；

足腿红肿昆仑主，兼治齿痛亦能安。

昼发痉证治若何，金针申脉起沉疴；

上牙疼兮下足肿，亦针此穴自平和。

环跳主治中风湿，股膝筋挛腰痛疼；

委中刺血医前证，开通经络最相应。

阳陵泉治痹偏风，兼治霍乱转筋疼；

承山主针诸痔漏，亦治寒冷转筋灵。

阳辅主治膝酸痛，腰间溶溶似水浸；

肤肿筋挛诸痿痹，偏风不遂灸功深。

风市主治腿中风，两膝无力脚气冲；

兼治浑身麻搔痒，艾火烧针皆就功。

悬钟主治胃热病，腹胀胁痛脚气疼；

兼治脚胫湿痹痒，足指疼痛针可停。

丘墟主治胸胁痛，牵引腰腿髀枢中；

小腹外肾脚腕痛，转筋足胫不能行。

颈漏腹下马刀疮，连及胸胁乳痈疡；

妇人月经不利病，下临泣穴主治良。

侠溪主治胸胁满，伤寒热病汗难出；

兼治目赤耳聋痛，颔肿口噤疾堪除。

窍阴主治胁间痛，咳不得息热躁烦；

痈疽头痛耳聋病，喉痹舌强不能言。

二、按要

在前面有关《医宗金鉴·刺灸心法要诀》论述中，曾言及其关于经络、穴位方面的歌赋选录，如果梳理一下《刺灸心法要诀》中有关腧穴、治疗等内容的歌赋，则主要有"十二经表里原络总歌"1首及"十二经的原络穴主治歌"共12首，相关内容在《针灸大成》中的"十二经治症主客原经"中首次出现，这13首歌诀内容与之类似而行文方式不同。此5首为分部选取针灸要穴而编成，为作者首创。《针灸心法要诀》还节选了"马丹阳天星十二穴歌"，并将每个穴位单独成歌，强调了这12个穴位的重要作用。此外，书中还有与刺灸方法相关的歌诀26首，从"九针原始歌""九针主治法歌"（9首）、"制针法歌"到"行针次第手法歌""取穴歌""持针歌"等15首，再到"行针分寸法歌""十二经井荥俞经合原刺浅深歌"可谓在刺法上面面俱到。另有针刺禁忌方面歌诀6首，包括"行针避忌歌""逐日人神所在禁忌针灸歌""四季人神所在禁忌针灸歌""十二时人神所在禁忌针灸歌""禁针穴歌"和"禁灸穴歌"。其中"禁针穴歌"出自《医学入门》，而"禁灸穴歌"出自《类经图翼》。

"分部主病针灸要穴歌"是以"歌诀"和"注解"作为表述格式，即每段歌诀下均加以注解，包括腧穴的主治病症、刺灸方法等内容，对某些腧穴还提及了穴性。如百会穴，提补阳气上升，主治大人中风，痰火癫痫，小儿急慢惊风，大肠下气，脱肛等证。针二分，灸五壮。又如上星、通天二穴，主治鼻渊，鼻塞，瘜肉，鼻痔。左鼻灸右，右鼻灸左，左右鼻俱病者，左右俱灸。灸后鼻中当去一块，形如朽骨状，其病自愈，兼治头风目疾等证也。上星穴宜刺三分，留六呼，灸五壮。一云宜三棱针出血，以泻诸阳之热气。通天穴宜刺三分，留七呼，灸三壮。其壮如小麦大，始相宜也。这种方式能够使人更加理解歌诀中所蕴含的深意，更具有操作性。

"分部主病针灸要穴歌"归纳出144个临床常用腧穴，其中头部21穴、胸腹部17穴、背部22穴、手部43穴、足部41穴。罗列其主治病证，有其独到见解。如本书所载治中风主穴有百会、承浆、听会、迎香、曲池、十二井穴（手）、环跳、委中等，若卒中暴仆昏沉刺商阳、少商等，若中风舌缓加哑门、风府，若中风口不开加水沟，若偏风眼目疾刺足三里、三间、二间，对后世影响颇深。

分析"分部主病针灸要穴歌"所用腧穴，体现了作者在《刺灸心法要诀》整本书中重视特定穴应用的特点。书中载有"十二经井荥俞经合原刺浅深歌""五脏井荥俞经合歌""六府井荥俞经合歌""十二经表里原络总歌及主治歌""八脉交会穴歌及主治歌"等，基本涵盖了针灸特定穴的内容。"分部主病针灸要穴歌"所列针灸常用穴，除头部腧穴外，胸腹、背部及四肢腧穴皆以特定穴居多，应用广泛。如胸腹部的"膻中穴主灸肺痈，咳嗽哮喘及气瘿，巨阙九种心疼病，痰饮吐水息贲宁"，膻中为八会穴之气会，巨阙为心经募穴；"章门主治痞块病，但灸左边可拔根"，章门卫八会穴之脏会，又是脾经募穴。背部更是多用背俞穴,肺俞、脾俞、肝俞、肾俞、胃俞、胆俞、大肠俞、膀胱俞等。手部、足部的五输穴、络穴、郄穴、八脉交会穴等,比比皆是。

在具体采用的针灸方法上,有针刺、艾灸、刺络出血等,各因部因穴因病而异。对急症、剧痛症及四肢末端的穴位,多用刺血法,如:"商阳主刺卒中风,暴仆昏沉痰塞壅,少商中冲关冲少,少泽三棱立回生","少冲主治心胆虚,怔忡癫狂不可遗,少商惟针双鹅痹,血出喉开功最奇","环跳主治中风湿,股膝筋挛腰痛疼,委中刺血医前证,开通经络最相应";对背部腧穴,多用艾灸方法,如:"肾俞主灸下元虚,令人有子效多奇,兼灸吐血聋腰痛,女疸妇带不能遗""膏肓一穴灸劳伤,百损诸虚无不良,此穴禁针惟宜艾,千金百壮效非常","肝俞主灸积聚痛,兼灸气短语声轻,更同命门一并灸,能使瞽目复重明";对四肢部腧穴多用针刺方法,如:"尺泽主刺肺诸疾,绞肠痧痛锁喉风,伤寒热病汗不解,兼刺小儿急慢风""太渊主刺牙齿病,腕肘无力或痛疼,兼刺咳嗽风痰疾,偏正头疼效若神""阴市主刺痿不仁,腰膝寒如注水侵,兼刺两足拘挛痹,寒疝少腹痛难禁"。从歌诀的针、灸使用频次来看,作者更为重视灸法的应用。歌中还提出了"缪灸"的概念,即为"患左灸右,患右灸左"的灸治方法。"内庭主治痞满坚,左右缪灸腹响宽""鱼际主灸牙齿痛,在左灸左右同然",等等。

针刺讲究手法应用,歌诀中也不例外,或补,或泻,或补泻兼施,自然取决于疾病状态,"迎香主刺鼻失臭,兼刺面痒若虫行,先补后泻三分刺,此穴须知禁火攻""支正穴治七情郁,肘臂十指尽皆挛，兼治消渴饮不止，补泻分明自可安""内关主刺气块攻，兼灸心胸胁痛疼，劳热疟疾审补泻，金针抽动立时宁""行间穴治儿惊风，更刺妇人血蛊癥，浑身肿胀单腹胀，先补后泻自然平"，等。

　　总之，《刺灸心法要诀》作为《医宗金鉴》的针灸部分，内容涉及脏腑经络、腧穴刺灸等，比较完整地从针刺操作、腧穴理论、经络理论和临床治疗 4 个方面进行了阐述，尤其是对灸法的应用，更为普遍。其学术思想可法可传，值得我们用更多的时间与精力去加以整理、研究。

第七节　井荥俞原经合歌

　　此歌赋首见于《医经小学》，为明代刘纯所撰。明代杨继洲对本歌赋略加修改，并按十二经脉的流注次序重新排列后，收入《针灸大成》一书中，更加广为流传。《医宗金鉴》以《针灸大成》为蓝本，将五脏与六腑分开叙说。徐凤的《针灸大全》中亦有一首"子午流注十二经井荥俞原经合歌"，文字与《医经小学》不一，且因篇幅略长，未被熟知。

　　五输穴又称五腧穴、五俞穴，是十二经在肘膝关节以下的重要腧穴，为井、荥、输、经、合，合称"五输"。《灵枢·九针十二原》所谓"所出为井，所溜为荥，所注为输，所行为经，所入为合"，概括了五输穴经气流注的特点。即各经的五输穴从四肢末端起向肘膝方向依次排列，以水流大小的不同名称命名，各经脉气自四肢末端向上，像水流一样由小到大，由浅入深。阳经和阴经各有 30 个五输穴，每条阳经又比阴经多一个"原穴"（阴经"以输代原"）。因此，十二经肘膝关节以下"井荥俞原经合"各穴共有 66 个。

　　本歌赋选自《医经小学》。

一、歌赋

少商鱼际与太渊，经渠尺泽肺相连；

商阳二三间合谷，阳溪曲池大肠牵。

隐白大都太白脾，商丘阴陵泉要知；

厉兑内庭陷谷胃，冲阳解溪三里随。

少冲少府属于心，神门灵道少海寻；

少泽前谷后溪腕，阳谷小海小肠经。

涌泉然谷与太溪，复溜阴谷肾所宜；

至阴通谷束京骨，昆仑委中膀胱知。

中冲劳宫心包络，大陵间使传曲泽；

关冲液门中渚焦，阳池支沟天井索。

大敦行间太冲看，中封曲泉属于肝；

窍阴侠溪临泣胆，丘墟阳辅阳陵泉。

二、按要

《灵枢·九针十二原》虽然有了关于五输穴的阐述，并没有指出具体的穴名与部位。《灵枢·本输》则详细地阐明了各经井、荥、输、经、合的名称和具体位置。以手太阴肺经为例："肺出于少商，少商者，手大指端内侧也，为井木；溜于鱼际，鱼际者，手鱼也，为荥；注于太渊，太渊鱼后一寸陷者中也，为俞；行于经渠，经渠寸口中也，动而不居为经；入于尺泽，尺泽肘中之动脉也，为合。手太阴经也。"但《灵枢·本输》缺手少阴心经，其后《甲乙经》才补充完备。

结合《灵枢·九针十二原》的内容："井"穴多位于手足之末端，喻作水流源头，是经气所出部位，即"所出为井"；"荥"穴多位于掌指或跖趾之前，喻作水流尚微，萦迂未成大流，是经气流行的部位，即"所溜为荥"；"输"穴多位于掌指或跖趾之后，喻作水流由小而大，由浅注深，是经气渐盛、由此注彼的部位，即"所注为输"；"经"穴多位于腕踝关节以上，喻作水流变大，畅行无阻，是经气正盛运行经过的部位，即"所行为经"；"合"穴位于肘膝关节附近，喻作江河汇入潮海，是经气由此深入，进而会合于脏腑的部位，即"所入为合"。

五输穴各有所主病症。《灵枢·顺气一日分为四时》说："病在脏者取之井，病变于色者取之荥，病时间时甚者取之输，病变于音者取之经，经满而血者，病在胃及以饮食不节得病者取之合。"《难经·六十七难》说："井主心下满，荥主身热，俞主体节重痛，经主喘咳寒热，合主逆气而泄。"二者立论有相通处。具体而言：井穴多用于昏迷、厥证；荥穴主要用于清泄各经热证；输穴可用于治疗关节痛；经穴用于寒热、喘咳；合穴用于治疗六腑病证等。《灵枢·邪气藏府病形》说："荥输治外经，合治内府。"意指荥、输等穴主要治疗经脉循行所过部位的病证，而合穴主要治疗六腑病证（以六腑下合穴为主）。以上说明，五输穴主治各有侧重点。

五输穴又配属五行，首见于《灵枢·本输》"阴井木""阳井金"等内容。《难经·六十四难》补全了十二经脉五输穴的五行属性，即"阴井木，阳井金；阴荥火，阳荥水；阴俞土，阳俞木；阴经金，阳经火；阴合水，阳合土"，均依五行相生规律而来。宗"实则泻之，虚则补之"及"虚则补其母，实则泻其子"等理论，又引申出母子本经、本穴补泻法。同时，五输穴按照阴阳相合、刚柔相济的关系，将阴井乙木与阳井庚金配合起来，成为子午流注针法按时取穴及合日互用开穴规律的理论基础。

"井荥俞原经合歌"就是将五输穴和原穴按顺序编成歌诀，方便记忆。现分表列举各阴经（表2－1）和阳经（表2－2）之井荥俞原经合各穴。

表2－1　各阴经之井荥俞原经合各穴

六阴经	井（木）	荥（火）	输（土）	经（金）	合（水）
肺（金）	少商	鱼际	太渊	经渠	尺泽
肾（水）	涌泉	然谷	太溪	复溜	阴谷
肝（木）	大敦	行间	太冲	中封	曲泉
心（火）	少冲	少府	神门	灵道	少海
脾（土）	隐白	大都	太白	商丘	阴陵泉
心包（相火）	中冲	劳宫	大陵	间使	曲泽

表2－2　各阳经之井荥俞原经合各穴

六阳经	井（金）	荥（水）	输（木）	经（火）	合（土）
大肠（金）	商阳	二间	三间	阳溪	曲池
膀胱（水）	至阴	通谷	束骨	昆仑	委中
胆（木）	足窍阴	侠溪	足临泣	阳辅	阳陵泉

六阳经	井（金）	荥（水）	输（木）	经（火）	合（土）
小肠 （火）	少泽	前谷	后溪	阳谷	小海
胃（土）	厉兑	内庭	陷谷	解溪	足三里
三焦 （相火）	关冲	液门	中渚	支沟	天井

第八节　十二经原穴歌

　　此歌赋见载于《针灸聚英》等著作。十二经脉在腕、踝关节附近各有一个重要的腧穴，是脏腑的原气经过和留止的部位，称之为"十二原穴"，又名"十二原"。"原"含本原、原气之意，是人体生命活动的原动力，为十二经脉维持正常生理功能之根本。阴经的原穴即本经五输穴的输穴，阳经则于输穴之外另有原穴。

　　"十二原穴歌诀"《针灸聚英》《针灸大成》《景岳全书》等均有载录，《针灸大成》名之"十二经之原歌"，内容基本一致，皆以天干代表脏腑名称。

　　本歌赋选自《针灸聚英》。

一、歌赋

　　　　甲出丘墟乙太冲，丙居腕骨是原中；
　　　　丁出神门原内过，戊胃冲阳气可通。
　　　　己出太白庚合谷，辛缘本出太渊同；
　　　　壬归京骨期中过，癸出太溪原穴逢；
　　　　三焦壬是阳池穴，包络大陵癸又重。

二、按要

　　"原气"源于肾间动气，是人体生命活动的原动力，通过三焦运行于五脏六腑，通达头身四肢，是十二经脉维持正常生理功能的根本。因此脏腑发生疾病时，就会反映到相应的原穴上来，通过原穴的各种异常变化，又可推知脏腑的盛衰。《灵枢·九针十二原》所谓"五脏有六腑，六腑有十二原，十二原出于四关，四关主治五脏。五脏有疾，当取之十二原。十二原者，五脏之所以禀三百六十五节气味也。五脏有疾也，应出于十二原。十二原各有所出，明知其原，睹其应，而知五脏之害矣"。

《灵枢·九针十二原》所说的十二原，是指五脏的原穴，即肺原太渊，心原大陵，肝原太冲，脾原太白，肾原太溪。另有"膏之原，出于鸠尾"，"肓之原，出于脖胦"。《灵枢·本输》补充了六腑原穴，即大肠原合谷，胃原冲阳，小肠原腕骨，膀胱原京骨，三焦原阳池，胆原丘墟。其中尚缺心经之原神门，后由《甲乙经》补齐。

《难经·六十六难》阐述原气的意义说："脐下肾间动气者，人之生命也，十二经之根本也，故名曰原。三焦者，原气之别使也，主通行三气，经历于五脏六腑。原者，三焦之尊号也，故所止辄为原，五脏六腑之有病者，皆取其原也。"

《灵枢·九针十二原》言："五脏有疾，应出十二原。""五脏有疾，当取之十二原。"表达了两层含义：一是脏腑发生疾病时，就会反映到相应的原穴上来，通过原穴的各种异常变化，又可推知脏腑的盛衰。二是脏腑有病，可以取用原穴来治疗，原穴能使三焦通达，从而激发原气，增强人体的抗病能力。原穴可以单独使用，也可与络穴配合使用，称为"原络配穴。"

"十二经原穴歌"讲述了十二经原穴的名称，列表如表2-3：

表 2-3　十二经原穴的名称

经脉	原穴	经脉	原穴
肺经	太渊	大肠经	合谷
心经	神门	小肠经	腕骨
心包经	大陵	三焦经	阳池
脾经	太白	胃经	冲阳
肝经	太冲	胆经	丘墟
肾经	太溪	膀胱经	京骨

第九节　十五络穴歌

　　此歌诀见载于《针灸聚英》。经络作为运行气血的通道，"内属于府藏，外络于肢节"，以十二经脉为主。十二经脉在其四肢肘膝关节以下的部位各别出一络，走向其相表里的经脉，即阴经别走于阳经，阳经别走于阴经，加强了十二经中表里两经的联系，沟通了表里两经的经气。此别出部位各有一穴，即络穴，共 12 个。另有任脉从鸠尾、督脉从长强各别出一络，加上脾之大络，故称之为"十五络穴"。

　　"十五络穴歌"概述了十五络脉的名称，最早见于明代刘纯所著《医经小学》，原名为"十五络脉歌"。《针灸聚英》《针灸大成》等著作中均转载此歌诀，内容与《医经小学》一致。

　　本歌赋选自《针灸聚英》。

一、歌赋

人身络脉一十五，我今逐一从头举。

手太阴络为列缺，手少阴络即通里；

手厥阴络为内关，手太阳络支正是；

手阳明络偏历当，手少阳络外关位。

足太阳络号飞扬，足阳明络丰隆记；

足少阳络为光明，足太阴络公孙寄；

足少阴络名大钟，足厥阴络蠡沟配。

阳督之络号长强，阴任之络为尾翳；

脾之大络为大包，十五络名君须记。

二、按要

络穴的名称首载于《灵枢·经脉》篇，是络脉在本经分出部位的腧穴，"诸脉之浮而常见者，皆络脉也。""凡此十五络者，实则必见，虚则必下，视之不见，求之上下，人经不同，络脉异所别也。"又《经脉·脉度》："经脉为里，支而横者为络，络之别者为孙。"《灵枢·小针解》："节之交三百六十五会者，络脉之渗灌诸节者也。"

《难经》所言十五络与《内经》有异。《难经·二十六难》："曰：经有十二，络有十五，余三络者，是何等络也？然。有阳络，有阴络，有脾之大络。阳络者，阳跷之络也；阴络者，阴跷之络也。故络有十五焉。"以阳跷、阴跷之络替代《内经》之督脉、任脉之络。

"络"有联络、散布之意，意在络脉加强了阴阳脉之间的联系，络穴是其"中转站"，"一络通两经"之说。因此，络穴不仅可治疗其所在经脉的疾病，也可以治疗相表里经脉的疾病。如手太阴肺经络穴列缺，既能治疗肺经的咳嗽、喘息，又能治疗手阳明大肠经的齿痛、头项等疾患。当然，络穴的主治还是以所主络脉的病证为主，如手少阴心经络脉"实则支膈，虚则不能言"足少阴肾经络脉"实则闭癃，虚则腰痛"，分别可取其络穴通里、大钟来治疗。其余可类推。

络穴在临床上可以单独使用，也可与其表里经的原穴配合使用，称之为"原络配穴"。

"十五络穴歌"表述的是15个络穴名称（见表2－4）。

表2－4 十五络穴名称

经脉	络穴	经脉	络穴
肺经	列缺	大肠经	偏历
心经	通里	小肠经	支正
心包经	内关	三焦经	外关
脾经	公孙	胃经	丰隆
肝经	蠡沟	胆经	光明
肾经	大钟	膀胱经	飞扬
任脉	鸠尾	督脉	长强
脾之大络	大包		

另外，《素问·平人气象论》说："胃之大络，名曰虚里，贯鬲络肺，出于左乳下，其动应衣，脉宗气也。"《素问注证发微·平人气象论》注之曰："人但知十二经及任督二脉共十五络穴，以脾有公孙、大包二络故也。然脾以大包为大络，而不知胃丰隆之外，亦有大络曰虚里者，则不止于十五络，而当谓之十六络矣。"《类经图翼·经络一·周身经络部位歌》卷三明言："十六络者，自十五络之外，复有胃之大络名虚里也。"故又有"十六络"之说。

第十节　十二募穴歌

募穴是脏腑经气汇聚在胸腹部的穴位，五脏六腑共有十二募穴，因其多位于胸腹部，故又称"腹募穴"。十二募穴在胸腹部的位置，与相关脏腑在体内的位置大致对应。其中分布于任脉上的 6 个募穴为单穴，其余为双穴。

关于募穴的歌诀，《针灸聚英》中有"脏腑七募穴歌"，《凌门传授铜人指穴》予以转载。清代周孔四《周氏经络大全》和《经脉图考》中关于募穴的歌则为《十一募》。南京中医学院针灸教研组编写《腧穴歌诀》中有"十二募穴歌"，原名为"十二募穴"。

本歌赋选自《腧穴歌诀》。

一、歌赋

大肠天枢肺中府，小肠关元心巨阙。

膀胱中极肾京门，肝募期门胆日月。

胃募中脘脾章门，焦募石门包膻中。

二、按要

募穴，始见于《素问·奇病论》："胆虚气上溢而口为之苦，治之以胆募俞。治在《阴阳十二官相使》。"《难经·六十七难》有"五脏募皆在阴，而俞在阳者"的记载，但无具体穴名。至《脉经》有了期门、日月、巨阙、关元、章门、太仓（中脘）、中府、天枢、京门、中极 10 个募穴的名称和位置。《针灸甲乙经》补充了三焦募石门，后世医家又在此基础上补充了心包募膻中，十二募穴始臻完备。

募，又作幕，与膜通。滑寿注《难经》时说："募，犹募结之募，言经气之集于此也。"《灵枢·百病始生》说"肠胃之外，募原之间"，是指脏腑之外的胸腹膜之间。脏腑的募穴因其接近脏腑而得名，故募穴的位置与脏腑位置高低基本一致，因其依脏腑的部位而定募穴的位置，故本脏腑募穴不一定在本经脉腧穴上，有在本经者，有在他经者。分布于肺经的有本脏募中府；分布于胆经的有本腑募日月，肾脏募京门；分布于肝经的有本脏募期门，脾脏募章门；分布于胃经的有大肠募天枢。以上均为双穴。其余都分布于任脉，为单穴。有心包募膻中，心募巨阙，胃募中脘，三焦募石门，小肠募关元，膀胱募中极。

《难经·六十七难》说："五脏募穴皆在阴……阳病行阴，故令募在阴"，《素问·阴阳应象大论》说"阳病治阴"，是言六腑病证，多取用募穴治疗。如胃病取中脘，大肠病取天枢，膀胱病取中极等。李东垣在《脾胃论》中说："凡治腹之募，皆为原气不足，从阴引阳，勿误也。"此为"从阴引阳"法则的具体应用。

滑寿《难经本义》有言"阴阳经络，气相交贯，脏腑腹背，气相通应"，由此可见脏腑之俞募穴是相贯通的。所以，募穴主治性能与背俞穴有共同之处，俞募相配，更显疗效。同时俞募二穴也可相互诊察病证，作为协助诊断的一种方法。所谓"审募而察俞，察俞而诊募"。

　　"十二募穴歌"将五脏六腑之募编在一起，加上心包络经，共成十二经募穴歌诀，方便记诵。录《针灸聚英》"脏腑七募穴歌"如下，以资参考。

　　"肝募期门脾章门，肾募京门心巨阙，天枢关元大小肠，胆募当记在日月。"

　　又列十二募穴如表2－5：

表2－5　十二募穴

脏腑	募穴	脏腑	募穴
肺	中府	大肠	天枢
心	巨阙	小肠	关元
心包	膻中	三焦	石门
脾	章门	胃	中脘
肝	期门	胆	日月
肾	京门	膀胱	中极

第十一节　十六郄穴歌

郄穴是各经经气深聚的部位，大多分布在四肢肘膝关节以下部位。十二经脉各有一个郄穴，阴跷、阳跷、阴维、阳维也各有一个郄穴，共有 16 个郄穴。临床上郄穴多用于治疗急性病，尤其是痛症。

历代无郄穴歌诀，郑魁山《针灸集锦》中有"郄穴歌"，南京中医学院针灸教研组所编《腧穴歌诀》有"十六郄穴歌"，原名为"十六郄穴"。

本歌赋选自《腧穴歌诀》。

一、歌赋

> 肺郄孔最温溜大，脾应地机胃梁丘，
> 心向阴郄养老小，膀胱金门肾水泉，
> 郄门心包会宗焦，肝喜中都胆外丘，
> 阳维阳交阴筑宾，阳跷附阳阴交信。

二、按要

"郄"读作"隙"，与"隙"义通，有孔隙、间隙的含义。如《庄子·养生主》："依乎天理，批大郄，导大窾。因其固然。"《荀子·赋》篇："此夫大而不塞者与？充盈大宇而不窕，入郄穴而不偪者与?"张家山、马王堆出土的医学文献中也见到"郄"字。张家山汉简《脉书》:"少阴之脉,毄(系)于内踝之外廉,穿腨,出脟(郄)中央,上穿责(脊)之内廉,毄(系)于肾,夹(挟)舌本。"马王堆帛书《足臂十一脉灸经》:"足泰(太)阳脉,出外踝窭(娄)中,上贯腨(腨),出于脟(郄)……"至《内经》,集中出现"郄"的在《素问·刺腰痛》和《素问·刺疟》两篇中,主要以刺郄中出血治疗腰痛和疟疾等病症。如《素问·刺腰痛》:"腰痛上寒……中热而喘,刺少阴,刺郄中出血。"隙为狭长之罅隙,俗称裂缝。故郄穴多位于筋骨之间隙中,经脉之气深藏其中。

郄穴的名称与位置,首载于《针灸甲乙经》,转载自《明堂孔穴》。以十二经脉以及阴阳维脉、阴阳蹻脉各有一腧穴,以"某某(经脉名称)之郄"的形式表达,共16个郄穴。其中手少阴郄未给出穴名,另外,阴阳维蹻脉本身无腧穴,其郄穴都位于其他经脉,即交信、筑宾是足少阴脉腧穴,阳交是足少阳脉腧穴,跗阳是足太阳脉腧穴。

手经郄穴均位于腕肘关节之间,足经郄穴大多在踝膝关节之间,个别位于踝下、膝上,但也较为邻近踝膝关节部位。郄穴有输导经气、调整脏腑的作用,临床多用来治疗脏腑及所属经络的急性病痛。阴经郄穴多治血证,如手太阴肺经的郄穴孔最治咳血,足厥阴肝经的郄穴中都治崩漏。阳经郄穴多治急性疼痛,如颈项痛取足少阳胆经郄穴外丘,胃脘疼痛取足阳明胃经郄穴梁丘等。郄穴在临床当中有诊断作用,当某脏腑有病变时,可按压郄穴进行检查虚实的征象。

"十六郄穴歌"表述了十六郄穴的名称,与现代同类"郄穴歌"

相比，颇为朗朗上口，便于记诵。现将十六郄穴列表如表2－6：

表 2－6　十六郄穴

经脉	郄穴	经脉	郄穴
肺经	孔最	大肠经	温溜
心经	阴郄	小肠经	养老
心包经	郄门	三焦经	会宗
脾经	地机	胃经	梁丘
肝经	中都	胆经	外丘
肾经	水泉	膀胱经	金门
阴维	筑宾	阳维	阳交
阴跷	交信	阳跷	跗阳

第十二节 八脉交会八穴歌

此歌赋最早见于《医经小学》卷三，题目为"经脉交会八穴一首"，其后在《针灸大全》《针灸大成》《医宗金鉴》等书中均有记载。《针灸大成》称之为"八法交会八穴歌"。《针灸问对》《古今医统大全》也有"经脉交会八法歌"载录，而《针灸聚英》有"八法八穴歌"，均与《医经小学》中的内容不同。《针灸聚英》之"八法八穴歌"，首次以词（西江月调）的形式，写出了每条奇经的对应证。《医宗金鉴》"八法八穴歌"改写了《针灸聚英》"八法八穴歌"，将词的形式改写为七言歌诀的形式，内容基本不变。

八脉交会穴是金元时代窦汉卿得于宋子华之手，乃"少室隐者"所传。因窦氏善用此法而声誉倍增，故又称"窦氏八穴"。八脉交会穴是奇经八脉与十二正经脉气相通的 8 个腧穴，均分布在四肢肘膝关节以下，它是目前常用临床特定穴的重要组成部分。

本歌赋选自《针灸大全》。

一、歌赋

公孙冲脉胃心胸，内关阴维下总同。

临泣胆经连带脉，阳维目锐外关逢。

后溪督脉内眦颈，申脉阳跷络亦通。

列缺任脉行肺系，阴跷照海膈喉咙。

二、按要

奇经八脉与十二正经的八穴交会的关系是：公孙通过足太阴脾经入腹会于关元，与冲脉相通；内关通过手厥阴心包经起于胸中，与阴维脉相通；外关通过手少阳三焦经上肩循天髎，与阳维脉相通；足临泣通过足少阳胆经过季胁，与带脉相通；申脉通过足太阳膀胱经与阳跷脉相通；后溪通过手太阳小肠经交肩会于大椎，与督脉相通；照海通过足少阴肾经循阴股入腹达胸，与阴跷脉相通；列缺通过手太阴肺经循喉咙，与任脉相通。

其"相通"的意义，应当理解作是通过各穴本身所属经脉而通向奇经八脉。后来将这种相通关系说成"交会"，所以称作"八脉交会穴"。八穴始载于《针经指南》，"标幽赋"说的"阳跷阳维并督带，主肩背腰腿在表之病；阴跷阴维任冲脉，去心腹胁肋在里之疑"。即指此八穴的治疗作用而言。

由于奇经与正经的经气通过八穴相会通，所以此八穴既能治奇经病，又能治正经病。如公孙通冲脉，故公孙既能治足太阴脾经的病，又能治冲脉的病；内关通阴维脉，故内关既能治手厥阴心包经病，又能治阴维脉病等。

八脉交会八穴常与针灸"八法"相关联。"八法"首见于《针经指南》的"标幽赋"，其中有"八法五门"的记载，"更穷四根三结，依标本而刺无不痊；但用八法五门，分主客而针无不效。"但是后世历代对"八法"的理解和应用多有不同。主要有以下几种：一是从腧穴注解：《扁鹊神应针灸玉龙经》的"一百二十六玉龙歌"中将

"八法"释为八脉交会穴，即内关、外关、列缺、后溪、公孙、足临泣、照海、申脉8穴。其运用如"飞腾八法"（《扁鹊神应针灸玉龙经》）、"八法流注"（《琼瑶神书》）、"灵龟八法"（《针灸大全》）等，后世医家因此将此八穴及其应用成为"八法"，如《针灸聚英》收载的"拦江赋""八法八穴歌"等，即为其例证。二是从经脉分析：八法被指为奇经八脉，如《针灸大全》对"标幽赋"的注解。然具体所指实为八脉交会穴，所以称其为"八法交会八脉"。三是从针刺操作论解：如王国瑞《扁鹊神应针灸玉龙经》注解"标幽赋"之"八法五门"言："用针八法者，迎随一也，转针二也，指法三也，针头四也，虚实五也，阴阳六也，提按七也，呼吸八也。补虚、泻实、损益，在此八法。"同时又说："古人云有八法，弹、捻、循、扪、摄、按、爪、切，用此如神，故不再执呼吸也。"《医经小学》卷五释为"弹而怒之，迎而夺之""循而扪之，随而济之""摄而按之，推而纳之"，以及"爪而下之，切而散之"之8种针法。《针灸聚英》卷三则释之为"烧山火""透天凉""阳中隐阴""阴中隐阳""子午捣臼""进气之诀""留气之诀""抽添之诀"等8种复式手法。《针灸大成》卷四则有"神针八法""下手八法"等针刺操作"八法"内容。

八脉交会八穴，临床上常采取上下相应的配穴法。如下肢公孙配上肢内关，治疗胃、心、胸部病症；上肢后溪配下肢申脉，治目内眦、耳、项、肩胛部位病症；下肢足临泣配上肢外关，治眼外角、耳后、颊、颈、肩部位病症；上肢列缺配下肢照海，治咽喉、胸膈、肺系及阴虚内热等病症。另外，八脉交会八穴结合天干、地支、九宫、八卦等应用，称为飞腾八法和灵龟八法，是一种按时取穴治疗疾病的方法。

"八脉交会八穴歌"将奇经八脉与十二经脉在四肢相通的8个腧穴及其主治病症编成歌诀，便于诵读和应用。

兹录与"八法交会八穴歌"相关内容如下，以资参考。

1.《琼瑶神书》"八法穴道"

内关掌后取，二寸两筋底，取穴陷中央，直透外关使。公孙足大指，内侧节后取，一寸陷之中，坐蜷两足底。外关手腕中，骨后二寸处，针透内关前，两取施妙济。临泣足小指，次指在其旁，本节后侠溪，寸半穴中藏。列缺腕骨侧，两手两交叉，中指头尽处，没皮半寸加。照海在内踝，二寸下肉间，横针寸五分，补泻有后先。申脉外踝下，陷中内际边，五分针取用，直刺照心间。后溪手小指，外侧节五分，捻拳纹尖上，一寸透掌心。

2.《针灸大全》"八穴相配合歌"

公孙偏与内关合，列缺能消照海疴。临泣外关分主客，后溪申脉正相合。左针右病知高下，以意通经广按摩。补泻迎随分逆顺，五门八法是真科。

3.《针灸大成》"八法交会歌"

内关相应是公孙，外关临泣总相同。列缺交经通照海，后溪申脉亦相从。

4.《针灸逢源》"八脉交会八穴歌"

公孙为父通冲脉，内关母与阴维接。四经会合胃心胸，心脾有病治堪适。头面颈项四肢风，后溪申脉当详核。二穴督脉阳跷通，兼属夫妻自和悦。临泣称男带脉连，外关女与阳维一。气贯耳颊肩颈目，四肢风痛病如失。若遇喉风藏病凶，客寻照海主列缺。列缺原来任脉通，阴跷照海本同辙。

第十三节　八会穴歌

八会穴即指脏、腑、筋、骨、血、脉、气、髓八者精气所会聚的腧穴。八会穴的概念首载于《难经》。《难经·四十五难》说："腑会太仓（中脘），脏会季胁（章门），筋会阳陵泉，髓会绝骨（悬钟），血会鬲俞（膈俞），骨会大杼，脉会太渊，气会三焦外一筋直两乳内（膻中）也。"将八会穴以歌赋形式表述，是高武在《针灸聚英》中的首创。

本歌赋选自《针灸聚英》。

一、歌赋

府会中脘脏章门，筋会阳陵髓绝骨，

骨会大杼气膻中，血会膈俞太渊脉。

二、按要

自《难经》提出"八会穴"的概念后，后世历代医家的理解大约一致。"八会"为 8 个腧穴，合称"八会穴"。八会穴作为后世一组重要的腧穴概念，临床应用较为广泛，然而一直没有医家对八会穴的实质内涵做出解读，确为针灸理论界的一个遗憾。

八会穴与其所属的 8 种脏器组织的生理功能有着密切的关系。

章门为脏之会穴，五脏皆禀于脾，脾主运化水谷精微，五脏六腑四肢百骸皆赖以养，为"后天之本"，又为脾之募穴也。

中脘为腑之会穴，因六腑皆禀于胃，胃为"太仓"，主受纳、腐熟水谷，又为胃之募穴也。

膻中为气之会穴，因其为宗气积聚之处，《灵枢·邪客》篇"宗气积于胸中，出于喉咙，以贯心脉而行呼吸焉"，又为心包经之募穴也。

膈俞为血之会穴，其穴位于第七胸椎下，旁开一寸五分处，其上为心俞，下为肝俞，故为血会。

大杼为骨之会穴，其穴在第一胸椎下两旁，近于椎骨（柱骨之根），古称椎骨为杼骨，髓自脑注脊，下贯尾骶，渗诸骨节，故为骨会。

阳陵泉为筋之会穴，其穴在膝下腓骨头前，膝为筋之府，故为筋会，又为胆经之合穴。

太渊为脉之会穴，其穴位于寸口手太阴动脉，是脉之大会，肺朝百脉，故太渊为脉之会穴，又为肺经之原穴。

绝骨即悬钟穴，为髓之会穴，属胆经，胆"主骨所生病者"，诸髓皆属于骨，故为髓之会穴。

在临床上，由于八会穴在生理上与脏、腑、气、血、筋、脉、骨、髓的特殊关系，凡属以上各类疾病，都可配其会穴进行治疗，且有其特殊效果。

"八会穴歌"表述了八会穴的名称，列表如表2－7：

表2—7　八会穴

八会	穴名	八会	穴名
脏	章门	腑	中脘
气	膻中	血	膈俞
筋	阳陵泉	骨	大杼
脉	太渊	髓	绝骨

第十四节 背俞穴歌

五脏六腑之气输注于腰背部的腧穴，称为背俞穴或背腧穴。"俞"有输通的意思，滑寿《难经》注说："输（俞），犹委输之输，言经气由此而输于彼也。"所以背俞穴又称为"背输穴"。

背俞穴均位于足太阳膀胱经背部的第一侧线上，所以背俞穴均为膀胱经腧穴。背俞穴的排列大体上以脏腑位置而上下排列，分别冠以脏腑名称，如心俞、肺俞、大肠俞、膀胱俞等，共12穴。

《内经》虽有背俞穴之论述，后世医家也多有发挥，但所见著作均未有歌赋形式记载。当代著名针灸学家郑魁山教授编著《针灸集锦》，始有背俞穴歌赋，原名为"俞穴歌"。

本歌赋选自《针灸集锦》。

一、歌赋

> 胸三肺俞四厥阴，心五肝九胆十临，
> 十一脾俞十二胃，腰一三焦腰二肾，
> 腰四骶一大小肠，膀胱骶二椎外寻。

二、按要

背俞穴，首见于《灵枢·背腧》篇，"背中大腧，在杼骨之端，肺腧在三焦之间，心腧在五焦之间，膈腧在七焦之间，肝腧在九焦之间，脾腧在十一焦之间，肾腧在十四焦之间。皆挟脊相去三寸所，则欲得而验之，按其处，应在中而痛解，乃其输也。"列出了五脏之背俞。《素问·血气形态》言："欲知背俞，先度其两乳间，中折之，更以他草度去半已，即以两隅相拄也，乃举以度其背，令其一隅居上，齐脊大柱，两隅在下，当其下隅者，肺之俞也。复下一度，心之俞也。复下一度，左角肝之俞也，右角脾之俞也。复下一度，肾之俞也。是为五脏之俞，灸刺之度也。"讲述的还是五脏背俞。《素问·气府论》见"六府之俞各六"之论述，但未列出穴名。直到《脉经》才明确了肺俞、肾俞、肝俞、心俞、脾俞、大肠俞、膀胱俞、胆俞、小肠俞、胃俞等10个背俞穴的名称和位置。此后《针灸甲乙经》补充了三焦俞，《千金方》补充了厥阴俞，五脏六腑之12背俞穴始才完备。《甲乙经》中把背俞穴定位于"夹脊相去一寸五分"，一直运用至今。

《难经·六十七难》言"阴病行阳……俞在阳"，说明背俞穴可以反映内脏的病痛。《素问·举痛论》说："寒气客于背俞之脉，则血脉泣（涩），脉泣则血虚，血虚则痛。其俞注于心，故相引而痛。"在治疗上就可以用背俞穴来调整相应脏腑气血的盛衰。正如《素问·长刺节论》所言："迫脏刺背，背俞也。"李东垣说"阴病在阳者，当从阳引阴""故以治风寒之邪，治其各脏之俞"。这是"从阳引阴"的法则，针刺背部的俞穴，以调整经气而引邪外出。

当然，背俞穴不仅仅可以治疗与其相应的脏腑病症，还可以治疗与脏腑相关的五官九窍、皮肉筋骨等病症。如肝俞既能治疗肝病，又能治疗与肝有关的眼睛、筋脉挛急等病症；肾俞既能治疗肾病，也可以治疗与肾有关的耳鸣、耳聋、阳痿及骨病等。

　　背俞穴常与募穴相配合使用，一前一后，一阴一阳，称为"俞募配穴"，用以治疗脏腑病症，常获良效。

　　"十二经背俞穴歌"表述了十二背俞穴的名称及定位，除心包之俞称"厥阴俞"外，其余均以脏腑名称命名。歌诀中的"三""四"等数字，皆指相应的椎骨，即第三、第四胸椎椎骨。

第十五节　下合穴歌

下合穴，又称六腑下合穴，即六腑之气下合于下肢足三阳经的腧穴。"下"是指下肢而言，6 个下合穴均在膝关节以下。六腑有下合穴，尤其是手部阳经对应的 3 个腑脏有下合穴，立论依据出自《灵枢·本输》："六腑皆出足之三阳，上合于手者也。"说明六腑之气都通向下肢，在足三阳经上各有合穴，而手三阳经上又有上下相合的关系。阳经有下合穴，阴经无下合穴。下合穴对本腑病的治疗有重要作用，可输导经气，调整六腑。

本歌赋选自《腧穴歌诀》，原名《下合穴》。

一、歌赋

> 大肠合于上巨虚，小肠合于下巨虚，
>
> 三焦合于委阳穴，膀胱之合委中居，
>
> 胆经合穴阳陵泉，胃经合在足三里。

二、按要

下合穴是根据《灵枢·邪气藏府病形》"合治内府"的理论而提出来的。即指"胃合于三里（足三里），大肠合入于巨虚上廉（上巨虚），小肠合入于巨虚下廉（下巨虚），三焦合入于委阳，膀胱合入于委中央（委中），胆合入于阳陵泉"。主治腑病的 6 个腧穴，《内经》统称为"合"，"下合穴"的称谓，古医籍中并未见诸。《太素》称"脏病合输"，《医学纲目》称"六腑之合"，《素问注证发微》称"六腑合"。现代所称"下合穴"之名称，始见于全国高等中医院校统编教材《针灸学》。

"合"：有会合的含意。胃、胆、膀胱三腑的下合穴合于其本经之上，为各经"五输穴"之合穴，而大肠、小肠、三焦三腑的下合穴则不在本经之中，更不是各自的"合穴"，另合他经、他穴。《灵枢·本输》说："大肠、小肠皆属于胃"，三焦是"太阳之别"，"入络膀胱"。《针灸甲乙经》也指出："委阳，三焦下辅俞也……此足太阳之别络也。"膀胱主藏津液，三焦主水液代谢，二者关系密切。因此，大肠、小肠下合于胃经，三焦下合于膀胱经。

五输穴中也有"合"的称谓，可以理解为"会合""汇聚"等意思，即"所入为合"，亦如《难经》所言："合者，北方冬也，阳气如藏，故言所入为合也。""所入为合"，杨上善注之："人之血气出于四肢，故脉出处以为井也……如水出井，以至海为合。脉出指井，至此合于本脏之气，故名为合。"较为符合《内经》之意。《灵枢·本输》言："六腑皆出足之三阳，上合合于手者也。"其内蕴含了下合穴的内容。《灵枢·邪气藏府病形》则提及了"合"与六腑之间的联系途径为阳经分支，"荥输所入为合""此阳脉之别入于内，属于腑者也。"杨上善注之言："此言合者，取三阳之脉别属腑者称合。"即六腑之气通过这种经络联系而聚于"合"处，意为相应、相合之义，与五输穴之"合"有所区别，不应混为一谈。

下合穴主要是用于足阳脉及腑病的治疗。由此而言，下合穴治疗足阳脉之疾比较好理解，盖因其腧穴谓之均位于足阳经上，所谓"经脉所通，主治所及"。下合穴治疗腑病的机理，《灵枢·邪气藏府病形》给出了说明："此阳脉之别入于内，属于腑者也。"亦即下合穴所在经脉与内腑之间是存在联系的。

"下合穴歌"表述了六腑各自下合穴的名称（表2-8）。具体为：胃经的下合穴是足三里，膀胱经的下合穴是委中穴，胆经的下合穴是阳陵泉，上巨虚是大肠经的下合穴，下巨虚是小肠经的下合穴，委阳是三焦经的下合穴。

表 2-8　六腑各自下合穴

六腑	下合穴	六腑	下合穴
大肠	上巨虚	胃	足三里
小肠	下巨虚	膀胱	委中
三焦	委阳	胆	阳陵泉

第十六节　回阳九针歌

　　此歌首见于《针灸聚英》，是将患者处于亡阳危症时，具有回阳救逆的 9 个腧穴编成歌诀，便于记忆和应用，后来的《针灸大成》也加以载录。其实，在中医理论中阴阳具有互根性，各自以对方的存在为依据，阴竭则阳亡，阳亡则阴无以化，亡阴亡阳互为因果，难以截然分开，只是先后主次不同而已。"回阳九针歌"中列举的 9 个腧穴，皆为人体要穴、大穴，与四总穴、十三鬼穴等互有重叠，针感均较为强烈，对某些急症、危症确能起到见效迅速、针到病除的作用，具有很高的临床应用价值。

　　本歌赋选自《针灸聚英》。

一、歌赋

　　　　哑门劳宫三阴交，涌泉太溪中脘接，

　　　　环跳三里合谷并，此是回阳九针穴。

二、按要

　　"回阳"一词在中医学中有使衰微之阳气复苏之意，常以回阳救逆、回阳救急出现，适用于亡阳证的救治，因而《针灸聚英》所言"回阳九针"中的 9 个腧穴，在针灸临床上都是针感很强的穴位，对某些急症、危症能达到见效迅速、针到病除的功效，很有临床应用价值。

现代有学者采用针刺"回阳九针穴",观察对中风恢复期患者的康复效果及脑血流的影响,结果显示针刺回阳九针穴能显著改善患者脑细胞的血液供给,利于受损脑组织的修复和患者的康复效果。也有学者认为回阳九针穴加减治疗椎动脉狭窄颈性眩晕(瘀血阻络证)急性发作,可提高疗效,促进症状和功能改善。两者的研究均认为回阳九针穴能提高脑供血量,从而提高临床疗效。

以下就逐一探析"回阳九针"中的9个腧穴:

1. 哑门

督脉经穴。督脉为"阳脉之海""总督诸阳"。作为督脉之要穴的哑门穴,主治以治疗口舌、头项、神志疾患等为主,如音哑、重舌、言语涩滞、舌缓不语、暴喑、舌强不语、失语、咽喉肿痛、颈项强急、脊强反折、中风、癫狂痫等,具有通经息风、开窍醒神等功效。哑门又为督脉与阳维脉之会,阳维具有联络、维系全身阳经的作用,故哑门回阳救逆效果明显。《针灸聚英》言:"凡暴亡诸阳欲脱者,均宜取治。"

2. 劳宫

心包经的荥穴,功在泻心火、清心热、开窍醒神。劳宫穴主要用于心神、脾胃及热病,如心痛、心悸、胸胁支满、癫狂、痫证、善怒、喜笑不休、中风昏迷、脏躁、烦渴、吐血、大便下血、中暑等。《脉经》有言:"心病,其色赤,心痛,短气,手掌烦热,或啼笑骂詈,悲思愁虑,面赤身热,其脉实大而数,此为可治。春当刺中冲，夏刺劳宫。"劳宫主治心疾（神志疾病），能振奋欲衰之心阳。

3. 三阴交

足太阴脾经穴，为足太阴、足少阴、足厥阴三经之交会穴。由于足三阴经通过三阴交穴在腹部与任脉交会，在崩漏、产后血晕中三阴交有着很好的摄血生血、防止阴血亡脱的功效，为妇科阴血大量耗脱急救时的常用穴位。脾主统血，三阴交为脾经要穴，针刺三阴交穴，既可加强脾之统血功效，又能强化肾之收藏、肝之藏血功能，从而速止阴血之亡脱。又因脾为后天之本，气血生化之源，针刺三阴交在止血同时又能生血，故三阴交常作为益阴回阳的常用穴。

4. 涌泉

肾经之井穴，居足心。肾经属肾络膀胱，联系于肝、肺，上循喉咙，夹舌本等。其经筋循阴股，结于阴器。作为肾经井穴的涌泉穴是急救要穴之一，主治范围广泛，可主治舌咽疾病、二阴病及经脉病。如尸厥、癫狂、痫证、善恐、善忘、头痛目眩、舌干、二便不利、疝气、足心热等。现代又多用涌泉穴治疗休克、中风、中暑、高血压、癔病、头顶痛、癫痫等，有试验证实：针刺实验性休克的猫或家兔"足三里""涌泉"部位有明显的升压和兴奋呼吸的作用；艾灸涌泉，可使高血压病人的收缩压有不同程度的下降。

5. 太溪

足少阴肾经的输穴、原穴。肾为水脏，为人体一身阴液之根本，针太溪能补阴液之亡脱。同时肾藏命门之火，又为人体一身阳气之根本，针之有回阳温煦之功效。因此，肾经原穴太溪在补阴回阳、调节阴阳上有着独特的功效。

6. 中脘

任脉经穴，为胃募及腑会，手太阳小肠经、手少阳三焦经、足阳明胃经与任脉的交会穴。中脘穴具有理气和胃、健脾化湿、降逆利水等功效，治疗疾病广泛，盖因中脘与胃腑关系密切，而多条经脉与胃经相关联。如手太阳经"抵胃，属小肠"；手太阴经"还循胃口"；足太阴经"属脾，络胃……复从胃别，上膈，注心中"，其络脉"入络肠胃"；足阳明经"下膈，属胃，络脾"；足厥阴经"挟胃，属肝，络胆"，等等。这些经脉的异常均可取用中脘进行证治。《针灸甲乙经》言："心痛身寒，难以俯仰，心疝气冲胃，死不知人，中脘主之。"中医学认为胃主受纳、腐熟水谷，为五脏六腑之海，饮食入胃，五脏六腑皆禀气于胃，若胃腑功能失常，气血生化之源不足，脏腑经脉失养，可导致很多疾病的发生，因此治胃是治疗很多疾病之本。故取中脘能益气补虚，补阴血之亡脱。《扁鹊心书》上有言"气厥、尸厥灸中脘五百壮"。

7. 环跳

足少阳胆经穴，为足少阳、太阳二脉之会穴。足太阳经在背与督脉并行，在头部与督脉相交会。头为诸阳之会，督脉又总督诸阳，故针环跳有疏通经脉、益气壮阳、振奋阳气之功，尤其对因元阳亏损、不能温煦经络之下肢厥逆，有着独特功效。

8. 足三里

胃经合穴，又是胃腑下合穴，可健脾和胃、运化水湿，主治脾胃病和水湿为患，故"四总穴歌"中有"肚腹三里留"之说。《灵枢·海论》言："胃者水谷之海，其输在气街，下至三里。"《中藏经》载三里主治五痨、羸瘦、亡阳、虚乏、胸瘀血、乳痈等症。《针灸聚英》记载足三里主"真气不足""产妇血晕，不省人事""阳厥"。简言之，足三里可以用来治疗气血亏虚引起的各种虚证，自然亦有回阳救逆之作用。

9. 合谷

大肠经原穴，长于清泻阳明之郁热，疏解面齿之风邪，通调头面之经络，是治疗热病发热及头面五官各种疾患之要穴，"四总穴歌"中将这一功效主治特点归纳为"面口合谷收"。此穴居于虎口，为人身气血之大关，又善息风镇痉，醒脑开窍，故常用于治疗惊风、抽搐、癫狂、痫证等。合谷具有良好的补气固脱、益气回阳功效，尤其是高热、大汗、剧烈吐泻等导致阴阳亡脱之时针之，既能接通经气、调和气血、协调阴阳，又能益气助阳、固表止汗，为急救要穴之一。

总之，在回阳九针穴中，哑门、中脘总调阴阳，劳宫、涌泉宁心醒神，太溪、三阴交调补阴血，合谷、足三里益气助阳，环跳振奋阳气，共同完成协调阴阳、回阳固脱的作用，选穴独特，标本兼治，值得临床上推广应用。

第三章　刺灸歌赋

第一节　金针赋

　　此歌赋初载于《针灸大全》，全名"梓岐风谷飞经走气撮要金针赋"。序言谓此赋出自"梓岐风谷飞经走气补泻之法"，经撮要写成此篇。"首论头病取足，左病取右，男女早晚之气，手足经络顺逆之理；次论补泻下针，调气、出针之法；末论治病驱运气血，通接至微之妙。""金针赋"为论述针法之名篇，包括进针之法、出针之法、催气之法、行气之法。重点介绍了针刺"治病八法"：烧山火、透天凉、阳中隐阴、阴中隐阳、子午捣臼、进气、留气、抽添。同时还论及了"飞经走气四法"：青龙摆尾、白虎摇头、苍龟探穴、赤凤迎源。现存针灸书籍所载针法多源于本歌赋。《针灸聚英》《针灸大成》《针灸问对》《医学入门》等后世著作均转载此赋。

　　本赋选自《针灸大全》。

一、歌赋

　　观夫针道，捷法最奇，须要明于补泻，方可起于倾危。先分病之上下，次定穴之高低。头有病而足取之，左有病而右取之。男子之气，早在上而晚在下，取之必明其理；女子之气，早在下而晚在上，用之必识其时。午前为早属阳，午后为晚属阴，男女上下，凭腰分之。手足三阳，手走头而头走足；手足三阴，足走腹而胸走手。阴升阳降，出入之机。逆之者为泻为迎，顺之者为补为随。春夏刺浅者以瘦，秋冬刺深者以肥。更观元气厚薄，浅深之刺犹宜。

原夫补泻之法，妙在呼吸手指。男子者，大指进前左转，呼之为补，退后右转，吸之为泻，提针为热，插针为寒；女子者，大指退后右转，吸之为补，进前左转，呼之为泻，插针为热，提针为寒。左与右各异，胸与背不同，午前者如此，午后者反之。是故爪而切之，下针之法；摇而退之，出针之法；动而进之，催气之法；循而摄之，行气之法。搓而去病，弹则补虚，肚腹盘旋，扪为穴闭。重沉豆许曰按，轻浮豆许曰提。一十四法，针要所备。补者一退三飞，真气自归；泻者一飞三退，邪气自避。补则补其不足，泻则泻其有余。有余者为肿为痛曰实，不足者为痒为麻曰虚。气速效速，气迟效迟，生者涩而死者虚，候之不至，必死无疑。

且夫下针之先，须爪按重而切之，次令咳嗽一声，随咳下针。凡补者呼气，初针刺至皮内，乃曰天才；少停进针，刺入肉内，是曰人才；又停进针，刺至筋骨之间，名曰地才。此为极处，就当补之，再停良久，却须退针至人之分，待气沉紧，倒针朝病，进退往来，飞经走气，尽在其中矣。凡泻者吸气，初针至天，少停进针，直至于地，得气泻之，再停良久，即须退针，复至于人，待气沉紧，倒针朝病，法同前矣。其或晕针者，神气虚也，以针补之，口鼻气回，热汤与之，略停少顷，依前再施。

及夫调气之法，下针至地之后，复人之分。欲气上行，将针右捻；欲气下行，将针左捻；欲补先呼后吸，欲泻先吸后呼。气不至者，以手循摄，以爪切掐，以针摇动，进捻搓弹，直待气至。以龙虎升腾之法，按之在前，使气在后，按之在后，使气在前。运气走至疼痛之所，以纳气之法，扶针直插，复向下纳，使气不回。若关节阻涩，气不过者，以龙虎龟凤通经接气，大段之法，驱而运之，仍以循摄爪切，无不应矣。此通仙之妙。

况夫出针之法，病势既退，针气微松，病未退者，针气始根，推之不动，转之不移，此为邪气吸拔其针，乃至气真至，不可出之。出之者其病即复，再须补泻，停以待之，真候微松，方可出针豆许，摇而停之。补者吸之去疾，其穴急扪；泻者呼之去徐，其穴不闭。欲令腠密，然后吸气，故曰："下针贵迟，太急伤血；出针贵缓，太急伤气。"以上总要，于斯尽矣。

考夫治病，其法有八：一曰烧山火，治顽麻冷痹，先浅后深，凡九阳而三进三退，慢提紧按，热至，紧闭插针，除寒之有准。二曰透天凉，治肌热骨蒸，先深后浅，用六阴而三出三入，紧提慢按，寒至，徐徐举针，退热之可凭。皆细细搓之，去病准绳。三曰阳中隐阴，先寒后热，浅而深，以九六之法，则先补后泻也。四曰阴中隐阳，先热后寒，深而浅，以六九之方，则先泻后补也。补者直须热至，泻者务待寒侵，犹如搓线，慢慢转针，盖法在浅则用浅，法在深则用深，二者不可兼而紊之也。五曰子午捣臼，水蛊膈气，落穴之后，调气均匀，针行上下，九入六出，左右转之，十遭自平。

六曰进气之诀，腰背肘膝痛，浑身走注疼，刺九分，行九补，卧针五七吸，待气上下，亦可龙虎交战，左捻九而右捻六，是亦住痛之针。七曰留气之诀，痃癖症瘕，刺七分，用纯阳，然后乃直插针，气来深刺，提针再停。八曰抽添之诀，瘫痪疮癞，取其要穴，使九阳得气，提按搜寻，大要运气周遍，扶针直插，复向下纳，回阳倒阴，指下玄微，胸中活法，一有未应，反复再施。

若夫过关过节，催运气，以飞经走气，其法有四：一曰青龙摆尾，如扶船舵，不进不退，一左一右，慢慢拨动。二曰白虎摇头，似手摇铃，退方进圆，兼之左右，摇而振之。三曰苍龟探穴，如入土之象，一退三进，钻剔四方。四曰赤凤迎源，展翅之仪，入针至地，提针至天，候针自摇，复进其原，上下左右，四围飞旋，病在上吸而退之，病在下呼而进之。

至夫久患偏枯，通经接气之法，有定息寸数。手足三阳，上九而下十四，过经四寸；手足三阴，上七而下十二，过经五寸，在乎摇动出纳，呼吸同法，驱运气血，顷刻周流，上下通接，可使寒者暖而热者凉，痛者止而胀者消。若开渠之决水，立时见功，何倾危之不起哉？虽然，病有三因，皆从气血，针分八法，不离阴阳。盖经脉昼夜之循环，呼吸往来之不息，和则身体康健，否则疾病竞生。譬如天下，国家地方，山海田园，江河溪谷，值岁时风雨均调，则水道疏利，民安物阜。其或一方一所，风雨不均，遭以旱涝，使水道涌竭不通，灾忧遂至。人之气血，受病三因，亦犹方所之于旱涝也。盖针砭所以通经脉，均气血，蠲邪扶正，故曰捷法最奇者哉。

嗟夫！轩岐吉远，卢扁久亡，此道幽深，非一言而可尽，斯文细密，在久习而能通。岂世上之常辞，庸流之泛术，得之者若科之及第，而悦于心；用之者如射之发中，而应于目。述自先圣，传之后学，用针之士，有志于斯，果能洞造玄微，而尽其精妙，则世之伏枕之疴，有缘者遇针，其病皆随手而愈矣。

二、按要

关于"金针赋"的作者，一说为徐凤所作，又一说为不是徐氏所作。认为是徐凤所作者，一来本赋首见于《针灸大全》；其二在于《针灸大成》所言"泉石老人著"，而泉石即为徐凤之别号；其三就是依据"金针赋"所述内容分析，认为徐氏的学术思想秉承窦汉卿，"金针赋"中的"针刺十四法"与窦氏《针经指南·真言补泻手法》"下针十四法"内容极为相似，结合《针灸大全》序言"凤师承于倪孟仲和彭九思二人，所授内容是窦太师针道之书，梓岐风谷、飞经走气补泻之法"，断言"金针赋"作者为徐凤本人。

李鼎教授认为"金针赋"并非徐凤所作。徐氏在赋前有段文字说明："此'金针赋'乃先师秘传之要法，得之者每每私藏而不以示人，必待价之金乃可得也。予今以活人为心，更不珍藏，载之卷中，与同志之士共知……"这里提到了"先师秘传"，又说"得之者每每私藏"，可知赋文出自过去老师所传，且所得者还有别人。只是别人往往藏起来想卖高价，不像他能把它公开出来"载之卷中"。表明赋的作者不是编书的徐凤，而是出于他的已去世老师的前辈。此赋全名"梓岐风谷飞经走气撮要金针赋"，前有小序，记载赋文作者的经历和写赋的缘起。作者于明洪武庚辰年（1400年）学针法于倪孟仲，次年（1401 年）又学于彭九思，得到两师所阐明窦汉卿"针道之书，梓岐风谷飞经走气补泻之法"。"梓岐风谷"当是某针家的别号，"飞经走气补泻之法"是出于他的总结，赋文是"撮"其"要"，即序中所说"删繁撮简成文者"。作者得此法后"数年间，用而百发百中，无不奏效。"至永乐己丑（1409 年），作者隐居于西河，名其住所为"资深堂"，自号为"泉石"。于"养疾之暇"写成这篇赋，以"遗言于后"。因书中未记其姓名，只能称之为"泉石"。从内容来分析：其中最明显的是席弘一派所倡导的区分男女、上下、左右的针法。赋文作者当也是江西席弘流派，兼吸收窦汉卿针法，还有出于窦氏之前的何若愚所倡用的"通经接气"法。赋文概括了元明时南北方针灸流派的针法内容，故被称为"秘传之要法"。

"金针赋"对针灸最大的贡献在针法方面：

1. 归纳针刺"十四法"

赋文重点把窦氏的"手指补泻"归纳为"十四法"："爪而切之，下针之法；摇而退之，出针之法；动而进之，催针之法；循而摄之，行气之法；搓而去病，弹则补虚，肚腹盘旋，扣为穴闭；重沉豆许曰按，轻浮豆许曰提。一十四法，针要所备。"窦氏所说的"手指补泻"原来比较零碎，经归纳组合，易记易用。进针时应"爪而切之"，即用左手拇指切按穴位，右手持针插穴有准。出针时"摇而退之"摇摆针体，因为"病势既退，针气微松，方可出针豆许，摇而停之"，即为《灵枢》之"摇大其穴"原则。杨继洲在《针灸大成》中注云："欲退之际，一部一部以针缓缓而退也。"针刺入机体之后，尚有针动、进催针（气）之法，循、摄行气之法，搓、弹去病（泻）

补虚（补）之法，以及旋、扣、按、提等方法。与《内经》《难经》相比较，十四法将针法具体化了，使初学者易于掌握。

2. 治病八法

补泻之法是针对病人的寒热虚实而设，故称"治病之法"。"治病八法"为热补法的"烧山火"，凉泻法的"透天凉"，先补后泻的"阳中隐阴"，先泻后补的"阴中隐阳"，提插捻转补泻相结合的"子午捣臼"，以按纳为主用于驱寒止痛的"进气之诀"，以伸提为主用于疝癖气块的"留气之诀"，提按相结合使气达病所以治瘫痪等症的"抽添之诀"。这些方法都离不了提插、捻转等基本手法，有如汪机所说："所立诸法，亦不出乎提按、疾徐、左捻、右捻之外，或以彼而参此，或移前而那（挪）后，无非将此……交错而用之耳。"其交错而用也有一定的原则：按纳法使其气入，伸提法使其气出，捻转则以顺捻而按使气入，逆捻而退使气出。通过这些手法或补或泻或补泻结合，以调其气的盛衰。故《灵枢》说的"用针之类，在于调气"，既适用于一般刺法，也适用于补泻法。关于"八法"的内容，可参阅前文"八脉交会八穴歌"之"按要"。

3. 飞经走气四法

"金针赋"以"梓岐风谷飞经走气"为名，其"飞经走气"是指调气、运气的一些方法。"金针赋"论调气、运气之法，其一，进针之前"先须爪按，重而切之"，以激发经气，进针之后，每部须稍停针以待气至。其二，在人部"待气沉紧，倒针朝病"，即在中层得气后，将针尖朝病所方向调气。其三，在人部，通过捻针，使针下之气向远端扩散，"欲气上行，将针左捻；欲气下行，将针右捻。"其四，采用循摄、爪切、动摇、搓弹诸法调气，"气不至者，以手循摄，以爪切掐，以针摇动，进捻搓弹，直至气至。"其五，采用押手前后按压调气，"按之在前，使气在后；按之在后，使气在前。"

"飞经走气"是针对关节阻滞、针下之气无法通过者所设立的调气之法。赋中说："若关节阻涩，气不过者，以龙、虎、龟、凤通经接气大段之法驱而运之，仍以循摄爪切，无不应矣。"说明各种以驱运气为目的的方法都属于此，包括沿皮下斜刺作横向摆动的"青龙摆尾"，直刺作紧按摇动针头的"白虎摇头"，向不同方向探取感应的"苍龟探穴"，直刺一上一下并于中部作反复捻转的"赤凤迎源"，通过这些浅深进退的方法以促使其气行，这些方法用于气滞不行的部位，又可称为"通经接气"。

4. "三才"深浅刺法

《内经》《难经》均注重针刺浅深的掌握。《灵枢》分皮肤、肌肉、筋骨"三刺"，《难经》分别称"肺心之部"和"肾肝之部"。"金针赋"将这些观点表述为天才、人才、地才，合称三才，其中特别重视中层的"人才"，也就是说的"肉内"。认为"针至人之分，待气沉紧，倒针朝病，进退往来，飞经走气，尽在其中矣"，即将皮、肉、筋、骨层次，以其中间层为主。"金针赋"把中间层看成是游刃有余的便于运针的所在。赋中所称天、人、地三才，原先也是指皮、肉、筋骨的三个层次，后来却用这些代称来区分皮与骨之间肌肉厚度的相对划分：皮下的浅部为天才，其次为人才，骨上的深部为地才。这一分法虽便于深厚部位的分层施术，但易造成误解，似乎所有穴位都可分出三才。故汪机批评说："且针出内（纳）而分三才，肉厚穴分，用之无碍，肉薄去处，法将何施?"即肉薄之处只有皮包骨，其间几无肌肉分布，也就不称为三才。因而按三才来分别补泻不是所有穴位都适用，这还得遵循《内》《难》所论，主要按皮、肉、筋、骨的实际情况来分。深厚者可分为三，浅薄者只分为二。《难经》所以分二部而不分三部者，可能也是由此之故。

"金针赋"较全面地总结了明以前的针刺手法和理论，将各种方法进行组合运用，直至今日，许多方法依然为临床应用所遵循，尤其是烧山火、透天凉等补泻手法，成了针灸复式补泻手法的代名词。

第二节 针法歌

　　此歌赋首载于《医经小学》，主要表述了进针法、平针法即补泻手法等内容。平针法是指进针后以达到得气而不分补泻的方法，现代称之为"平补平泻"，是针灸临床应用最为广泛的针刺方法，又称之为"调气法"或"调和法"。补泻手法包括了呼吸、迎随、弹针、开阖等复式补泻手法。《针灸大成》载录此歌，使之流传广泛，以致很多人认为此歌为杨继洲首创。

　　本歌赋选自《医经小学》。

一、歌赋

先说平针法，含针口内温；

按揉令气散，掐穴故教深。

持针安穴上，令他嗽一声，

随嗽归天部，停针再至人，

再停归地部，待气候针沉，

气若不来至，指甲切其经，

次提针向病，针退天地人。

补必随经刺，令他吹气频；

随吹随左转，逐归天地人。

待气停针久，三弹更熨温；

出针口吸气，急急闭其门。

泻欲迎经取，吸则内其针；

吸时须右转，依次进天人，

转针仍复吸，依法要停针；

出针吹口气，摇动大其门。

二、按要

关于"针法"一词，古医籍中首见于《刘涓子鬼遗方》卷一："针法要脓看，以意消息之。胸背不可过一寸，针食久不得脓，即以食肉膏、散差瓮头肉痈口中。"所论乃是外科疾病中以针刺破除痈脓之法，涉及针刺深浅，但非针灸治疗中的"针法"内容。从《千金要方》"产难第五"卷二载有的"针法一首"："又方，针两肩井，入一寸，泻之，须臾即分娩。"此处"针法"就是对某种疾病（产难）的具体针刺治疗方法。《太素·知要道》卷十九也有言："针法存身和性，即道德者也；摄物安人，即仁义者也。"此处论述的是针道，与治国之道一同提出，"针道，存身也。""针道者，即小与浅也；理国者，即大与深也。""针药有道，故浑一而用巧；理国有道，故政同而理能。"显然，此处针法即针道之意，是原则、法则、理念层面的含义。《外台秘要》"明堂序"卷三十九言："经脉阴阳，各随其类，故汤药攻其内，以灸攻其外，则病无所逃，知火艾之功，过半于汤药矣。其针法古来以为深奥，令人卒不可解。"《圣济总录·针灸门·骨度统论》卷一百九十一也有言："凡用针先当明骨节，骨节既定，然后分别经络所在，度以身寸，以明孔穴，为施刺灸，观病所在，或浅或深……故著于篇以冠针法之首云。"即为针刺之技法论述。后世言"针法"的意义，大致未越这些观点。

本歌诀首句"先说平针法"。关于平针法，很多学者都将现代的平补平泻手法等同起来，其实其中还是有些差异的。"平针法"属于针刺调气的方法，就是不偏于补泻，气调而止，确如今人所言"平补平泻"。只是"平补平泻"古人并非指不补不泻之调气或调和方法。现在很多人认为"平补平泻"一词首见于《针灸大成》，其卷四："有平补平泻，谓其阴阳不平而后平也。阳下之曰补，阴上之曰泻。但得内外之气调则已。"其实在陈会《神应经》中就有了"平补平泻"一词，"平补平泻，须先泻后补，谓之先泻邪气，后补真气。"是一种"先泻后补"的针刺方法。杨继洲之"平补平泻"是相对于"大补大泻"的针刺手法而言，是一种手法较轻，刺激量较小的补泻法。"阳"者位于上，下则气虚，故言"阳下之曰补"；"阴"者位于下，上则血实，故言"阴上之曰泻"。与今人之"平补平泻"含义，杨继洲所言更为接近，或许就是今人从字面去理解，将"平针法"等同于"平补平泻"，约定俗成，于是就偏离了"平补平泻"原先的含义了。

"针法歌"从"先说平针法"至"针退天地人"，刘氏注释曰："先以按揉令其气散，次掏穴定力，重此最好。右手持针，安于穴上，随令患者嗽一声，左右用针转入天部，皮肤之间也。少时左右进至人部，肌肉之间也。再少时进至地部，筋骨之间也。凡穴当一寸许，如此作三次进之。大抵疼痛实泻，麻痹虚补。经云：针法手如握虎，如待贵人。凡取穴手指，前哲又有八法。弹而怒之，迎而夺之，使经气腹满，令邪气散而正气行也。循而扪之，随而济之，抚摩上下，见动脉之处，摄而按之，推而纳之，以手指加力按所针之穴，使邪气泄而易散。病者不知其针，爪而下之，切而散之，方寸既见，其穴端正，使针易入不瘥，病患亦不知其痛。"

自"补必随经刺"至"摇动大其门"结束，刘氏注释曰："凡出针不可猛出，必须作两三次，徐徐转而出之，则无血。若猛出者，必见血也。有晕针者，夺命穴救之。男左女右，取左不回，却再取右。女亦然。此穴正在手膊上，侧筋骨陷中，即是虾蟆儿上边也，从肩至肘，正在当中。凡刺之道，必须知禁忌。经云：毋刺熇熇之热，毋刺漉漉之汗，毋刺浑浑之脉，毋刺病与脉相逆者。如大风大雨，严寒盛暑，卑湿烦躁，便黑吐血，暴然失听、失明、失意、失便溺、失神，及七情五伤醉饱，皆不可刺。乘车马远来，亦候气血定，然后刺之。"

关于进针的方法，历代医家多有论述，一般都强调双手配合，最终的目的是将针顺利地进入皮下，尽量避免疼痛。《灵枢·九针十二原》言"右主推之，左持而御之"，为双手配合进针的最早记载。通过对所针刺部位的按揉、爪切，既可以找准穴位，又可以放松局部肌肉等组织，即所谓"标幽赋"所言"左手重而多按，欲令气散；右手轻而徐入，不痛之因"，确为经验之谈。结合刘纯注释所言，进针时还需要做到"心手合一"，集中精神，这样才能体会针下的感觉，应为临证时高度重视。《灵枢·终始》有言："邪气来也，紧而急；谷气来也，徐而缓。"针下得气的感觉非常之微妙，不用心体会，确难感知。当然，随着消毒概念的深入，"含针口内温"的"口温"法，自然就不合适了，已经被摒弃。

关于补泻手法，此歌中有呼吸、迎随、捻转、开阖等，且相互配合综合应用。呼气时进针、随经而刺、拇指向后的左转捻针、出针时闭按其穴等，均为补法；吸气时进针、迎经而刺、拇指向前的右转捻针、出针时摇大其穴等，均为泻法。补泻手法的应用基础是针刺得气，如果没有得气，首先可以通过停针候气，"待气候针沉"。仍未得气，则可以循按腧穴所在经脉，使催气至，"气若不来至，指甲切其经"。也可以通过弹针、艾灸等方法，催气而至，"待气停针久，三弹更熨温"。刘纯注释中表述了出针的要求、晕针的处理、针刺的禁忌等，切合临床，颇为中肯。

第三节　行针总要歌

此歌赋首载于《针灸大成》，为明代著名针灸医家杨继洲所著。杨继洲，名济时，以字行于世，浙江衢县（浙江衢州）人，约生于明嘉靖元年（1522 年），卒于万历四十八年（1620 年）。杨继洲家学渊源，其祖父杨恩，父亲杨阎都曾任职于太医院。杨氏数代业医，家藏秘方、验方与医学典籍极为丰富，杨继洲代表作《针灸大成》就是在家学的基础上编撰而成。《针灸大成》刊行于万历二十九年（1601 年），总结了明代以前中国针灸的主要学术经验，尤其是收载了众多的针灸歌赋。"行针总要歌"载于《针灸大成》卷三，主要论述了针灸取穴、刺法深浅等共性内容。

本歌赋现选自《针灸大成》。

一、歌赋

黄帝金针法最奇，短长肥瘦在临时，

但将他手横纹处，分寸寻求审用之。

身体心胸或是短，身体心胸或是长，

求穴看纹还有理，医工此理要推详。

定穴行针须细认，瘦肥短小岂同群，

肥人针入三分半，瘦体须当用二分。

不肥不瘦不相同，如此之人但着中，

只在二三分内取，用之无失且收功。

大饥大饱宜避忌，大风大雨亦须容，

饥伤荣气饱伤腑，更看人神俱避之。

妙针之法世间稀，多少医工不得知。

寸寸人身皆是穴，但开筋骨莫狐疑，

有筋有骨旁针去，无骨无筋须透之。

见病行针须仔细，必明升降阖开时，

邪入五脏须早遏，祟侵六脉浪翻飞。

乌乌稷稷空中堕，静意冥冥起发机，

先补真阳元气足，次泻余邪九度嘘，

同身逐穴歌中取，捷法昭然径不迷。

百会三阳顶之中，五会天满名相同，

前顶之上寸五取，百病能祛理中风。

灸后火燥冲双目，四畔刺血令宣通，

井泉要洗原针穴，针刺无如灸有功。

前顶寸五三阳前，甄权曾云一寸言，

棱针出血头风愈，盐油楷根病自痊。

囟会顶前寸五深，八岁儿童不可针，

囟门未合那堪灸，二者须当记在心。

上星会前一寸斟，神庭星前发际寻，

诸风灸庭为最妙，庭星宜灸不宜针。

印堂穴并两眉攒，素髎面正鼻柱端，

动脉之中定禁灸，若燃此穴鼻齁酸。

　　水沟鼻下名人中，兑端张口上唇官，

　　龈交二龈中间取，承浆下唇宛内踪，

　　炷艾分半悬浆灸，大则阳明脉不隆。

　　廉泉宛上定结喉，一名舌本立重楼，

　　同身捷法须当记，他日声名播九州。

二、按要

　　《针灸大成》是一部"集大成者"的针灸专著，广泛采辑明万历以前的针灸文献，汇集历代诸家学说和实践经验总结，是继《内经》和《针灸甲乙经》之后对针灸学术的第三次大总结，对针灸学的发展起到了承上启下的作用。杨继洲的《针灸大成》可以作为明以前针灸学的文献资料库，也可作为一本反映杨氏自己针灸学术思想的著作。

　　《针灸大成》汇集了《医经小学》《针灸聚英》《神应经》《医学入门》《古今医统》等20余种医籍中有关针灸部分的内容，考绘了"铜人明堂图"，基干为杨氏先前著作《卫生针灸玄机秘要》，由靳贤补辑重编而成。卷一为针道源流、针灸直指，摘录了《素问》《难经》等书的针灸理论；卷二为针灸赋，收录了"周身经穴赋""金针赋"等10首歌赋；卷三针灸歌赋，录"五运主病歌""四总穴歌"等20首，另有"杨氏四策"；卷四针法；卷五为子午流注及灵龟飞腾针法；卷六与卷七为经络、腧穴；卷八与卷九为治疗内容，包括杨氏医案与各种灸法；卷十录陈氏《小儿按摩经》一书。

　　"行针"一词出于《灵枢·行针》。"行"在这里是指"用"的意思，与现代通常所指的针刺过程中的"行针"环节指代不一，这里的"行针"包括了针刺的全过程。杨上善在《太素》中首次以"行针法"明言针刺操作。"行针调气，不可不用心也。""人身既应九数，行针亦有九别也，""左手按穴，右手行针。"元代杜思敬在《针灸摘英集·补泻法》中描写了从"口温针暖"到"持针而刺之"，直至最后"乃去针"的"行针"操作全过程，等等。

"行针总要歌"主要叙述了针灸的一些基本原则和具体方法。如取穴的方法与准确性，杨氏强调骨度分寸法，"短长肥瘦在临时"，"分寸寻求审用之"。同时需要结合体表标志等，"求穴看纹还有理，医工此理要推详"，如此方能取穴准确，"定穴行针须细认，瘦肥短小岂同群。"再如针刺深浅问题，"肥人针入三分半，瘦体须当用二分"，即"刺有浅深，各至其理"。《难经》将营卫引入其中，主张刺卫者宜浅，刺营者宜深，"刺营无伤卫，刺卫无伤营"，更为精当。又如针刺禁忌问题，"大饥大饱宜避忌，大风大雨亦须容，饥伤荣气饱伤腑，更看人神俱避之。"涵盖了针刺因人、因时、因状态等内容。针灸更重要的是补泻的运用，需要明确机体的虚实状态及具体的补泻手法，气血升降开阖有时，"见病行针须仔细"，或补或泻，或先补后泻，或先泻后补，需要了然于心，"乌乌稷稷空中堕，静意冥冥起发机，先补真阳元气足，次泻余邪九度嘘。"歌诀后半部分对12个头颈部穴位的定位、主治和施治注意事项等做了说明，或针，或不宜针，或灸，或不宜灸，或针更效，或灸更效，或针灸并用等均有论述。

第四节　行针指要歌

　　此歌赋首见于《针灸聚英》，为明代医家高武所著。歌中列举了风、水、结、劳、虚、气、嗽、痰、吐等9种常见病症的治疗穴位，并简要地指出何者宜针，何者宜灸，何者当泻，何者当补。全歌取穴精炼，文简义明。《针灸大成》转载，并略作修改。将"风"症中的风门和气海穴改为风府和百会穴，将"劳"症中的风门穴改为百劳穴，将"水"症中的"水分夹脐脐边取"改为"水分夹脐上边取"等。全文列9症，取穴15个。

　　本歌赋选自《针灸聚英》。

一、歌赋

<blockquote>
或针风，先向风门气海中；

或针水，水分夹脐脐边取；

或针结，针着大肠泻水穴；

或针劳，须向风门及膏肓；

或针虚，气海丹田委中奇；

或针气，膻中一穴分明记；

或针嗽，肺俞风门须用灸；

或针痰，先针中脘三里间；

或针吐，中脘气海膻中补；
</blockquote>

翻胃吐食一般针，针中有妙少人知。

二、按要

"行针指要歌"文字简要，提出了风、水、劳、虚等9种病症的治疗处方和具体针灸方法，对临床有着较大的指导意义。

风府和百会两穴，均位于头部，属督脉经，一为祛风要穴，一为通阳要穴。所谓"风为百病之长""伤于风者，上先受之"，无论内风还是外风所致病症，取用两穴均有良效。

水分为任脉经穴，脐上一寸，有通利小便、宣泄水湿的作用。凡是水湿之邪为患成肿者，或当利小便者，水分为首取之穴，多用灸法。《针灸资生经》言：水肿"灸水分与气海"。

"结"指病邪蕴结于经脉，阻碍气血运行之病症，抑或指大便秘结。"大肠泻水穴"指代大肠俞，或大肠经荥水穴，即二间。气血郁结或大便不通，可针大肠俞或二间，用泻法。

久病成虚，虚极成劳，"劳"又有"痨"之意，为肺病日久而成痨。膏肓穴为治劳（痨）要穴，主一切羸瘦虚损；风门穴祛风、清热、平喘，为督脉、足太阳之会。两穴相配，治劳效果更佳，尤其对因劳有虚热者。

虚者，人之正气不足也。气海丹田为治疗男精女血之要穴，主诸虚百损；委中为足太阳膀胱经之合穴，通肾经，有补肾培元治下焦虚损之功效。三穴配伍，相得益彰。

膻中为八会穴之"气会"，又称上气海，凡属气病，气滞、气郁、短气等，均可用此来治疗。

《医学三字经》有言："五脏六腑皆令人咳，不独肺也。然肺为气之主，诸气上逆于肺，则呛而咳，是咳嗽不止于肺而亦不离于肺也。"肺俞、风门相合，可调理肺气，散风止嗽，灸用尤妙。

痰有"有形"和"无形"之分，有形者，指呼吸道分泌的病理性产物，由肺而生，热痰、寒痰之类；无形者，流注于脏腑、关节者也，风痰、痰火、痰湿等之谓。无论有形，还是无形，均与肺脾两脏相关，所谓"脾为生痰之源，肺为贮痰之器"。中脘和足三里，一为胃之募穴（又为"腑会"），一为胃之合穴，健脾和胃，绝痰之源。

呕吐一症，当为胃失和降，气逆于上所致，顺气止呕应为常法。中脘、气海、膻中三穴，相辅相成，中脘通治中焦一切之积滞，膻中总调上焦之气机，气海温脾胃之虚寒，三焦并治，功效尤胜。

第五节 刺法启玄歌

此歌赋首见于《针灸聚英》。本歌赋以六言的形式写成，告诫针灸医者应掌握十二经脉阴阳、气血的状态，综合五行、十干等气血盛衰有时的理论，结合四时、八节等时间季节因素，掌握针刺深浅，正确应用开阖、呼吸等补泻手法。《针灸大成》卷三全文载录，而在卷五中又有一首"刺法启玄歌"，为五言歌诀，是杨继洲关于刺八法穴的手法的论述，需加以区分。

本歌赋选自《针灸聚英》。

一、歌赋

十二阴阳气血，凝滞全凭针炳，

细推十干五行，谨按四时八节。

出入要知先后，开阖慎毋妄别，

左手按穴分明，右手持针亲切。

刺荣无伤卫气，刺卫无伤荣血，

循扪引导之因，呼吸调和寒热。

补即慢慢出针，泻即徐徐闭穴，

发明难素玄微，俯仰岐黄秘诀。

若能劳心劳力，必定愈明愈哲，

譬如闭户造车，端正出门合辙。

倘逢志士细推，不是知音莫说，

了却个中规模，便是医中俊杰。

二、按要

十二经脉阴阳、气血盛衰各有其时，针灸调整十二经脉气血，通畅其凝滞状态，需要细细推敲甲、乙、丙、丁"十天干"与木、火、土、金、水"五行"等医学原理，尤其是十二经脉与它们的对应关系，方能做到明其盛衰，刺其虚实。这其中蕴含了子午流注时间医学的内容，所以也就需要谨按春、夏、秋、冬"四时"与立春、春分、立夏、夏至等"八节"时序变化，考虑到时序对人体气血的影响，体现了中医"因时制宜"的原则。"若能劳心劳力，必定愈明愈哲"，对《素问》《难经》这样的经典医学著作，只有刻苦精研，领会其要旨，体察其精要，"了却个中规模"，明白了其中的道理，应用于临证，"便是医中俊杰"。

关于"刺法"一词，见于《内经》，但各处所指不尽相同，涉及针刺操作、古代文献名、篇目名等。总地来说，《内经》所言"刺法"所涉及内容较为宽泛，主要论述了针刺深浅与邪气、血气、谷气等的关系，以及针刺注意事项或禁忌、补泻，以及具体疾病的针刺等。如《灵枢·逆顺肥瘦》有针刺因人而异的论述，《灵枢·根结》有形气逆顺而针刺不同的内容，等等。

《灵枢·九针十二原》有"粗守形，上守神"之论，《灵枢·小针解》解释为："粗守形者，守刺法也；上守神者，守人之血气有余不足，可补泻也。"杨上善理解粗工"守刺规矩之形"，即固守具体针刺方式。马莳则释之为："下工泥于形迹，徒守刺法。上工则守人之神，凡人之血气虚实，可补可泻，一以其神为主，不但用此针法而已也。"刺法作为针刺的操作方法，在其过程中需要体察入微，以守其神。

"刺法启玄歌"全歌以警示为要，涵盖了子午流注针法、左右手配合进针、针刺深浅、出针、补泻等多方面的内容。可参阅"针法歌"之"按要"。

又录《针灸大成》"刺法启玄歌（五言）"如下：

八法神针妙，飞腾法最奇，砭针行内外，水火就中推。上下交经走，疾如应手驱，往来依进退，补泻逐迎随。用似船推舵，应如弩发机。气聚时间散，身疼指下移。这般玄妙诀，料得少人知。

第六节 补泻雪心歌

此歌赋见载于《针灸聚英》，本歌阐述了捻转、迎随、开阖、呼吸、徐疾等针刺补泻手法的操作方法及原则，《针灸大成》予以转载。

本歌赋选自《针灸聚英》。

一、歌赋

行针补泻分寒热，泻寒补热须分别。

捻针向外泻之方，捻针向内补之诀；

泻左须将大指前，泻右大指当后拽；

补左次指向前搓，补右大指往下搓。

如何补泻有两般，盖是经从两边发；

补泻又要识迎随，随则为补迎为泻。

古人补泻左右分，今人乃为男女别；

男女经脉一般生，昼夜循环无暂歇。

两手阳经上走头，阴经胸走手指辍；

两足阳经头走足，阴经上走腹中结；

随则针头随经行，迎则针头迎经夺。

更有补泻定呼吸，吸泻呼补真奇绝；

补则呼出却入针，要知针用三飞法；

气至出针吸气入，疾而一退急扪穴。

泻则吸气方入针，要知阻气通身达；

气至出针呼气出，徐而三退穴开禁。

此诀出自梓桑君，我今授汝心已雪；

正是补泻玄中玄，莫向人前轻易说。

二、按要

1. 关于捻转补泻

《灵枢·官能》中有言："泻必用员，切而转之，其气乃行……补必用方，外引其皮，令当其门，左引其枢，右推其肤，微旋而徐推之。"涉及到了"补必用方""泻必用员"补泻方圆概念，只是原文并没有明示其内涵。具体能操作的方法如"切而转之""微旋而徐推之"，被认为是捻转补泻的滥觞。《内经》没有讲述了捻转补泻的操作要求及具体量化指标，故而后世医家对此争论不一。窦汉卿《针经指南》首次提出了捻转补泻的具体操作："以大指次指相合，大指往上进，谓之左；大指往下退，谓之右。"于是左转（捻）、右转（捻）就成为捻转补泻的指代。"金针赋"言："补泻之法，妙在呼吸手指。男子者，大指进前左转，呼之为补，退后右转，吸之为泻；女子者，大指退后右转，吸之为补，进前呼之为泻。左与右各异，胸与背不同，午前者如此，午后者反之。"还有将经络循行方向、体位等内容结合进去者。现代一般将捻转角度小，用力轻，频率慢，操作时间短者为补法；捻转角度大，用力重，频率快，操作时间长者为泻法。

2. 关于迎随补泻

《灵枢·经脉》首先提出"盛则泻之，虚则补之"的针刺治疗原则，《灵枢·终始》用"迎随"两字概括，认为"泻者迎之，补者随之"。《灵枢·九针十二原》虽有逆经气来时而施为迎为泻，顺经气去时而施为补为随的论述，此为原则，并无方法。《难经·七十二难》阐发经义，"所谓迎随者，知荣卫之流行，经脉之往来也"，将迎泻随补的施术，以营卫流行和经脉往来为据，随其循行逆顺来进行针刺。如此按照各经气血的浅深部位、流注盛衰时间、经脉走向顺逆，采取不同的针刺补泻方法，都可称为迎随。后世大多宗于《难经》，或候其营气盛衰时刻施行迎随补泻，或以针刺方向和捻针方向来施行迎随，发展为深浅迎随、针向迎随、流注盛衰时间迎随等。最为大家遵从的还是根据经脉气血运行的方向，顺之者为随，逆之者为迎。即金时张璧首倡针向迎随补泻，"凡用针，顺经而刺为之补，逆经而刺为之泻。故迎而夺之，恶得无虚；随而济之，恶得无实。此谓之迎随补泻法也。"

3. 关于开阖补泻

《内经》对开阖补泻多有具体操作，因而后世对此并无太多争论。《灵枢·官能》言："泻必用员……伸而迎之，摇大其孔，气出乃疾。补必用方……气下而疾出之，推其皮，盖其外门，真气乃存。"《素问·刺志论》也有"入实者，左手开针空也；入虚者，左手闭针空也"的论述。开阖补泻多结合其他补泻方法使用。

4. 关于呼吸补泻

呼吸补泻手法最早见于《素问·离合真邪论》，"吸则内针，无令气忤，静以久留，无令邪布。吸则转针，以得气为故。候呼引针，呼尽乃去，大气皆出，故命曰泻。""呼尽内针，静以久留，以气至为故，如待所贵，不知日暮。其气以至，适而自护，候吸引针，气不得出，各在其处，推阖其门，令神气存，大气留止，故命曰补。"这就是呼吸补泻的总纲。其行针方法是当病人呼气时进针，吸气时退针、出针为补；吸气时进针，呼气时退针、出针为泻。

5. 关于徐疾补泻

徐疾补泻在《灵枢·九针十二原》中作为补泻原则之一，所谓"徐而疾则实，疾而徐则虚"。对于此句原文，《灵枢·小针解》谓"徐而疾则实者，言徐内而疾出也；疾而徐则虚者，言疾内而徐出也"。《素问·针解》的注释则为"徐而疾则实者，徐出针而疾按之；疾而徐则虚者，疾出针而徐按之"。两者从文字上来看似乎矛盾，但从具体操作来看并无矛盾之处。前者着重在进针、出针的快慢，或者是"紧按慢提""慢按紧提"之意，而后者着重于腧穴的开阖，含有开阖补泻的含义。

以上是《针灸聚英》"补泻雪心歌"中所涉及到了几种补泻手法的论述。目前关于各种补泻手法已有规范的理论和操作方法，以上可作参考。

第七节 十二字分次第手法歌

此歌诀首载于《针灸大成》，为杨氏针刺过程中十二种手法的总结。十二种手法各为：进针前的爪切、指持、口温；进针中的进针、指循、爪摄、针退、指搓、指捻、指留、针摇；出针时的指拔。每种手法前均有具体描述，然后以歌诀形式做总结。笔者将其歌诀录出，加以标题，并将"总歌"移至各分歌之前。

本歌赋选自《针灸大成》。

一、歌赋

1. 总歌

针法玄机口诀多，手法虽多亦不过，

切穴持针温口内，进针循摄退针搓，

指捻泻气针留豆，摇令穴大拔如梭，

医师穴法叮咛说，记此便为十二歌。

2. 爪切

取穴先将爪切深，须教毋外慕其心，

致令荣卫无伤碍，医者方堪入妙针。

3. 指持

持针之士要心雄，势如握虎与擒龙，

欲识机关三部奥，须将此理再推穷。

4. 口温

温针一理最为良，口内调和纳穴场，

毋令冷热相争搏，荣卫宣通始得祥。

5. 进针

进针理法取关机，失经失穴岂堪施，

阳经取陷阴经脉，三思已定再思之。

6. 指循

循其部分理何明，只为针头不紧沉，

推则行之引则止，调和血气两来临。

7. 爪摄

摄法应知气滞经，须令爪切勿交轻，

上下通行随经络，故教学者要穷精。

8. 针退

退针手法理谁知，三才诀内总玄机，

一部六阴三气吸，须臾疾病愈如飞。

9. 指搓

搓针泄气最为奇，气至针缠莫急移，

浑如搓线攸攸转，急转缠针肉不离。

10. 指捻

捻针指法不相同，一般在手两般穷，

内外转移行上下，邪气逢之疾岂容。

11. 指留

留针取气候沉浮，出容一豆入容侔，

致令荣卫纵横散，巧妙玄机在指头。

12. 针摇

摇针三部六摇之，依次推排指上施，

孔穴大开无窒碍，致令邪气出如飞。

13. 指拔

拔针一法最为良，浮沉涩滑任推详，

势犹取虎身中尾，此诀谁知蕴锦囊。

二、按要

"十二字分次第手法歌"列于《针灸大成》卷四"三衢杨氏补泻"章节中，题为"《玄机秘要》十二字分次第手法及歌"。杨氏《卫生针灸玄机秘要》目前不存，靳贤补辑重编时录入其中内容，此确为杨氏经验之总结。

关于针刺进针等方法，前文中已有多篇论述，总在注意细节、着重方法应用，可参阅。

以下录《针灸大成》关于十二手法论述的原文：

一爪切者：凡下针，用左手大指爪甲，重切其针之穴，令气血宣散，然后下针，不伤于荣卫也。

二指持者：凡下针，以右手持针，于穴上着力旋插，直至腠理，吸气三口，提于天部，依前口气，徐徐而用。正谓持针者手如握虎，势若擒龙，心无他慕，若待贵人之说也。

三口温者：凡下针，入口中必须温热，方可与刺，使血气调和，冷热不相争斗也。

四进针者：凡下针，要病人神气定，息数匀，医者亦如之，切不可太忙。又须审穴在何部分，如在阳部，必取筋骨之间陷下为真；如在阴分，郄腘之内，动脉相应，以爪重切经络，少待方可下手。

五指循者：凡下针，若气不至，用指于所属部分经络之路，上下左右循之，使气血往来，上下均匀，针下自然气至沉紧，得气即泻之故也。

六爪摄者：凡下针，如针下邪气滞涩不行者，随经络上下，用大指爪甲切之，其气自通行也。

七针退者：凡退针，必在六阴之数，分明三部之用，斟酌不可不诚心着意，混乱差讹，以泻为补，以补为泻，欲退之际，一部一部以针缓缓而退也。

八指搓者：凡转针如搓线之状，勿转太紧，随其气而用之。若转太紧，令人肉缠针，则有大痛之患。若气滞涩，即以第六摄法切之，方可施也。

九指捻者：凡下针之际，治上大指向外捻，治下大指向内捻。

外捻者，令气向上而治病；内捻者，令气至下而治病。如出至人部，内捻者为之补，转针头向病所，令取真气以至病所。如出至人部，外捻者为之泻，转针头向病所，令侠邪气退至针下出也，此乃针中之秘旨也。

十指留者：如出针至于天部之际，须在皮肤之间留一豆许，少时方出针也。

十一针摇者：凡出针三部，欲泻之际，每一部摇一次，计六摇而已。以指捻针，如扶人头摇之状，庶使孔穴开大也。

十二指拔者：凡持针欲出之时，待针下气缓不沉紧，便觉轻滑，用指捻针，如拔虎尾之状也。

第八节 烧山火口诀

此口诀首载于《针灸大成》，为杨氏针法口诀之一。"烧山火"为一种复式补泻手法，属热补法，多为目前临床应用。此口诀是杨继洲对"烧山火"手法的概括，原文中先列口诀，后论述手法的具体操作方法，之后以歌诀形式归纳"烧山火"的主治作用。笔者将两口诀录出，加"又"以示区分。《针灸聚英》有"烧山火歌"，主要论述烧山火手法的主治作用，从文字内容来看，杨氏关于烧山火手法主治作用部分应该是改写于《针灸聚英》。

本口诀选自《针灸大成》。

一、歌赋

烧山之火能除寒，一退三飞病自安。

始是五分终一寸，三番出入慢提看。

又：

四肢似水最难禁，憎寒不住便来临。

医师运起烧山火，患人时下得安宁。

二、按要

烧山火属于"热补"的复式手法，言针下有热感。关于针下热感的记载最早见于《素问·针解》篇，"刺虚则实之者，针下热也，气实乃热也""刺虚须其实者，阳气隆至，针下热，乃去针也"。金时窦汉卿"标幽赋"中言："推内进搓，随济左而补暖。"同样概述了补法的温热效应。烧山火手法名称的首次出现，应该是在"金针赋"中："烧山火，治顽麻冷痹，先浅后深，凡九阳而三进三退，慢提紧按，热至，紧闭插针，除寒之有准。"

《针灸大成》论烧山火，则更为系统、更为完善，总要为"烧山火，能除寒，三进一退热涌涌"。结合其具体操作方法，包括了以下要素：三进一退、紧按慢提、先浅后深、行九阳数、三出三入、呼吸配合。

现代烧山火手法操作：将针刺入腧穴深度的上 1/3（天部），得气后紧按慢提九次；再将针刺入中 1/3（人部），又紧按慢提九次；最后将针刺入下 1/3（地部），再紧按慢提九次，然后将针一次慢慢地提到上 1/3（即由地部直接到天部）。如此反复操作三次，自浅入深，三进三退（实际是九进三退），即为一度。可以反复操作至病人觉得针下有温热感为止。出针时，快速闭按其穴。也可配合呼吸补泻法中的补法，即患者呼气时进针，吸气时退针、出针。在操作过程中，也有结合捻转补泻手法之补法者。多用于治疗冷痹顽麻，虚寒性疾病等。

又录《针灸聚英》"烧山火歌"以作参考：

四肢逆冷最难禁，憎寒不住病非轻。拔忙运起烧山火，患人时下得安宁。

第九节 透天凉口诀

本口诀首载于《针灸大成》，为杨氏针法口诀之一。"透天凉"为一种复式补泻手法，属凉泻法，也多为目前临床应用。此口诀是杨继洲对"透天凉"手法的概括，以歌诀形式归纳"透天凉"的主治作用。《针灸聚英》有"透天凉歌"，也是论述透天凉手法的主治作用。从文字内容来看，杨氏"透天凉口诀"应该是改写于《针灸聚英》之"透天凉歌"。

本口诀选自《针灸大成》。

一、歌赋

一身浑似火来烧，不住之时热上潮。

若能加入清凉法，须臾热毒自然消。

二、按要

透天凉属于"凉泻"的复式手法，言针下有寒凉的感觉。关于针下凉（寒）感的记载最早也见于《素问·针解》篇，"满而泄之者，针下寒也，气虚乃寒也""刺实须其虚者留针，阴气隆至，乃去针也"。金时窦汉卿"标幽赋"中言"动退空歇，迎夺右而泻凉"，同样概述了泻法的寒凉效应。透天凉手法名称的首次出现，也是在"金针赋"中："透天凉，治肌热骨蒸，先深后浅，用六阴而三出三入，紧提慢按，寒至，徐徐举针，退热之可凭。皆细细搓之，去病准绳。"

《针灸大成》论透天凉，则更为系统、更为完善。总要为"透天凉，能除热，三退一进冷冰冰"。结合其具体操作方法，包括了以下要素：三退一进、紧提慢按、先深后浅、行六阴数、三入三出、呼吸配合。

现代透天凉手法操作：将针直接刺入腧穴深度的下 1/3（地部），得气后紧提慢按六次；再将针刺入中 1/3（人部），又紧提慢按六次；最后将针刺入上 1/3（天部），再紧提慢按六次，然后将针一次慢慢地按到下 1/3（即由天部直接到地部）。如此反复操作三次，自深入浅，三退三进（实际是九退三进），即为一度。可以反复操作至病人觉得针下有寒凉感为止。出针时，摇大其空，不闭按其穴。也可配合呼吸补泻法中的泻法，即患者吸气时进针，呼气时退针、出针。在操作过程中，也有结合捻转补泻手法之泻法者，多用于治疗热痹、急性痈肿等热性疾病。

又录《针灸聚英》"透天凉歌"以作参考：

浑身却似火来烧，不住时时热上焦。若还依法行针刺，搜除热毒病能消。

第十节 禁针穴歌

关于禁针穴的歌赋首见于《医经小学》,《针灸大全》《针灸聚英》《针灸大成》等著作也载有"禁针穴歌",大致相同。《针灸大成》"禁针穴歌"还讲述了禁针穴用后的严重后果:"刺中五脏胆皆死,冲阳血出投幽冥,海泉颧髎乳头上,脊间中髓伛偻形;手鱼腹陷阴股内,膝膑筋会及肾经,腋股之下各三寸,目眶关节皆通评。"

此歌赋列举了 30 个禁针穴位。古代和现代的针具差异较大,过去很多的禁刺穴位像神道、膻中、灵台皆已成为当今临床的常用穴位,关键在于"禁针穴歌"对我们的警示作用。

本歌赋选自《医经小学》,原名《禁针穴》。

一、歌赋

禁针穴道要先明,脑户囟会及神庭;

络却玉枕角孙穴,颅息承泣随承灵。

神道灵台膻中忌,水分神阙并会阴;

横骨气冲手五里,箕门承筋并青灵;

更加臂上三阳络,二十二穴不可针。

孕女不宜针合谷,三阴交内亦通论;

石门针灸应须忌,女子终身无妊娠。

外有云门并鸠尾,缺盆客主人莫深;

肩井深时人闷倒，三里急补人还平。

二、按要

针灸的禁忌是针灸学中非常重要的组成部分，每一部针灸专著中都会涉及相关内容。针灸的禁忌早在《内经》中已有详细的论述，如《素问·刺禁论》《灵枢·九针》《灵枢·五禁》《灵枢·阴阳系日月》等篇。晋代皇甫谧《针灸甲乙经》也记载有禁针内容，提出禁止针灸的腧穴和部位，包括绝对禁针的神庭、乳中、脐中、伏兔、三阳络、承筋、鸠尾等 7 个腧穴；禁止深刺的上关、云门和人迎等 3 个腧穴；针刺不可多出血的然谷、复溜、颅息等 3 个腧穴，以及不可久留针的头左角等。后世医家也不断补充，禁针穴位逐渐完备。如宋代王惟一的《铜人腧穴针灸图经》，元代王国瑞的《扁鹊神应针灸玉龙经》，明代徐凤的《针灸大全》、徐春甫的《古今医统大全》、高武的《针灸聚英》、杨继洲的《针灸大成》等，形成了较为系统的针灸禁忌。

分析"禁针穴歌"中所列腧穴，除了特殊的孕妇禁用腧穴外，多与"神"有关，原因在于古人对"神"的极度重视。《灵枢·九针十二原》认为"所言节者，神气治所游行出入也，非皮肉筋骨也"，又言"粗守形，上守神，神乎神，客在门"，强调针刺时"无针左右"，因为"神在秋毫"。神者，神明也，由心所主，不得丝毫戕伐。如果将"神"理解为重要脏器所在的部位，则更符合今人思维习惯。

《素问·刺禁论》言："刺中心，一日死，其动为噫；刺中肝，五日死，其动为语；刺中肾，六日死，其动为嚏；刺中肺，三日死，其动为咳；刺中脾，十日死，其动为吞；刺中胆，一日半死，其动为呕。"另有"刺跗上，中大脉，血出不止死""刺头，中脑户，入脑立死"等，就是指刺中脏腑、动脉等重要器官所产生的最为严重的后果。

不同时期的禁针穴位内容，反映了不同时期医家的针刺技术、经验和认识，故而古医籍中所载的禁针腧穴不尽相同。现在针灸临床对针刺的禁忌主要包括四个方面内容：①部位禁忌：包括重要脏器所在部（需要掌握针刺的角度和深度等）、孕妇的下腹部和腰骶部、婴幼儿囟门部、皮肤瘢痕等处；②穴位禁忌：包括孕妇的合谷、三阴交等，以及乳中、神阙等特殊穴位；③状态禁忌：如过于疲劳、饥饿者、精神高度紧张者等，即所谓"无刺大劳人，无刺新饱人，无刺大饥人，无刺大渴人，无刺大惊人"；④疾病禁忌：如血友病、大出血、皮肤感染及溃疡等。

录《奇效良方》"禁针穴法"《医学入门》"禁针穴"《针灸逢源》"禁针穴歌"3篇如下，以资参考。

1.《奇效良方》"禁针穴法"

禁针穴俞古今留，囟会神庭脑户由。神道灵台膻中穴，石门神阙水分休。气穴阴会手五里，阳络青灵承泣收。横骨承筋若有病，禁针用灸疾须瘳。孕妇休针合谷穴，三阴若针堕胎忧。关元胎死不能下，子母俱亡切莫投。

2.《医学入门》"禁针穴"

脑户囟会及神庭，玉枕络郄（"郄"疑为"却"——笔者注）到承灵；颅囟角孙承泣穴，神道灵台膻中明。水分神阙会阴上，横骨气冲针莫行；箕门承筋手五里，三阳络穴到青灵。孕妇不宜针合谷，三阴交内亦通称；石门针灸应须忌，女子终身孕不成。外有云门并鸠尾，缺盆主客深晕生；肩井深时亦晕倒，急补三里人还平。刺中五脏胆皆死，冲阳血出投幽冥；海泉颧髎乳头上，脊间中髓伛偻形。手鱼腹陷阴股内，膝膑筋会及肾经；腋股之下各三寸，目眶关节皆通评。

3.《针灸逢源》"禁针穴歌"

禁针穴道要先明，脑户囟会及神庭。络却玉枕角孙穴，颅息承泣随承灵。神道灵台膻中忌，水分神阙并会阴。横骨气冲手五里，箕门承筋及青灵。会宗乳中犊鼻里，厥阴急脉须丁宁（共二十五穴）。刺中五脏胆皆死，冲阳血出投幽冥。孕妇不宜针合谷，三阴交内亦同论。石门针灸应须忌，女子终身无妊娠。外有云门并鸠尾，缺盆肩井客主人。针若深时多晕倒，急补三里可平神。要知天突低头取，背部诸腧切莫深。

第十一节 禁灸穴歌

关于禁灸穴的歌赋首见于《医经小学》。《针灸大全》《针灸聚英》《针灸大成》等著作也载有"禁灸穴歌",大致相同。《针灸大成》多了"灸而勿针针勿灸,针经为此尝叮咛,庸医针灸一齐用,徒施患者炮烙刑"四句警示语。

本歌赋选自《医经小学》。

一、歌赋

> 禁灸之穴四十五,承光哑门及风府;
>
> 天柱素髎临泣上,睛明攒竹迎香数。
>
> 禾髎颧髎丝竹空,头维下关与脊中;
>
> 肩贞心俞白环俞,天牖人迎共乳中。
>
> 周荣渊液并鸠尾,腹哀少商鱼际位;
>
> 经渠天府及中冲,阳关阳池地五会。
>
> 隐白漏谷阴陵泉,伏兔髀关委中穴;
>
> 条口犊鼻兼阴市,殷门申脉承扶忌。

二、按要

上文言"禁灸之穴四十五",《针灸聚英》在"隐白漏谷阴陵泉"后无"条口犊鼻兼阴市"一句,似有脱落。《针灸大全》《针灸大成》

记载了与《医经小学》同样的 45 禁灸穴。

有关禁灸穴的内容，《针灸甲乙经》也有记载，包括绝对禁止灸疗的头维、承光、脑户、风府、哑门、人迎、丝竹空、承泣、脊中、白环俞、乳中、气街、渊腋、经渠、鸠尾、阴市、阳关、天府、伏兔、地五会、瘛脉等 21 个腧穴；特殊情况下禁灸的下关、耳门 2 个腧穴，以及女子禁灸的石门 1 个腧穴。《医经小学》卷五提出的 45 个腧穴，在《甲乙经》的基础上多了 21 个腧穴，但也略去了下关、耳门及石门等穴。此后医籍所载的禁灸穴大同小异，如明代李梴《医学入门》所载禁灸穴数与《医经小学》相同，提出了"灸而勿针针勿灸"的观点。《东医宝鉴》记 52 穴，《医宗金鉴》录 47 穴。可见不同时期、不同医家对禁灸穴的要求和体会亦是不同，可能与古代多用直接灸有关。

从临床实践看，以上多数穴位没有禁灸的必要，所要注意的是警示作用。今人对灸法的禁忌在于：①部位禁忌：部分在头面部或重要脏器、大血管附近的穴位，应尽量避免施灸或选择适宜的灸疗，特别不宜用艾炷直接灸。另外，孕妇少腹部及腰部亦禁灸；②病情禁忌：凡高热、高血压危象、肺结核晚期、大量吐血、中风闭证、肝阳头痛等症，总属阴虚阳亢和内热炽盛者，一般不适宜用灸疗，急性传染病禁灸；③状态禁忌：对于过饱、过劳、过饥、醉酒、大渴、大惊、大恐、大怒者，慎用灸疗；④过敏禁忌：少数对艾叶发生过敏者，不宜采用艾灸，可采用非艾灸疗或其他穴位刺激法。

录《奇效良方》"禁灸穴法"《医学入门》"禁灸穴"《医宗金鉴》

"禁灸穴歌" 3 首于下，以资参考。

1. 《奇效良方》"禁灸穴法"

哑门风府及承光，攒竹睛明与少商。天牖头维下关穴，系堂天府及迎香。素髎鸠尾阳关定，心俞经渠阴市当。渊液白环并五会，当阳伏兔脊中藏。禁灸人迎条口穴，乳中殷门髀关乡。避灸穴中二十九，用针补泻即安康。

2. 《医学入门》"禁灸穴"

哑门风府天柱擎，承光临泣头维平；丝竹攒竹睛明穴，素髎禾髎迎香程。颧髎下关人迎去，天牖天府到周荣；渊液乳中鸠尾下，腹哀臂后寻肩贞。阳池中冲少商穴，鱼际经渠一顺行；地五阳关脊中主，隐白漏谷通阴陵。条口犊鼻上阴市，伏兔髀关申脉迎；委中殷门扶承上，白环心俞同一经。灸而勿针针勿灸，《针经》为此尝叮咛；庸医针灸一齐用，徒施患者炮烙刑。

3. 《医宗金鉴》"禁灸穴歌"

禁灸之穴四十七，承光哑门风府逆；睛明攒竹下迎香，天柱素髎上临泣。脑户耳门瘈脉通，禾髎颧髎丝竹空；头维下关人迎等，肩贞天牖心俞同。乳中脊中白环俞，鸠尾渊液和周荣；腹哀少商并鱼际，经渠天府及中冲。阳池阳关地五会，漏谷阴陵条口逢；殷门申脉承扶忌，伏兔髀关连委中。阴市下行寻犊鼻，诸穴休将艾火攻

第四章　治疗歌赋

第一节　四总穴歌

此歌赋出于明代朱权所著《乾坤生意》。朱权，明代戏曲家，明太祖朱元璋第 17 子，因事见疑于成祖，乃韬晦于所筑"精庐"之中。《乾坤生意》是一部综合性医书，共 2 卷，内容分述用药大略、运气、各科病证治法以及丹药、膏药、针灸等，卷帙不多，包罗颇广。后世医家《凌门传授铜人指穴》《杨敬斋针灸全书》《针灸大成》《针灸聚英》《类经图翼》《针方六集》等多载有此歌诀。由于其内容简要，所用腧穴实用性高，现在俨然成为最脍炙人口的针灸歌赋。

本歌赋选自《乾坤生意》。

一、歌赋

肚腹三里留，腰背委中求，

头项寻列缺，面口合谷收。

二、按要

"四总穴歌"只包括足三里、委中、列缺、合谷 4 个穴位,均位于四肢肘膝关节以下,不但治疗穴位所在的局部疾病,更能治疗与穴位经络相关的远道疾病,是远道取穴最为经典的例子。一般认为,"四总穴歌"是由《灵枢·终始》的大法演变而来:"从腰以上者,手太阴阳明皆主之;从腰以下者,足太阴阳明皆主之。""病在上者下取之,病在下者高取之,病在头者取之足,病在腰者取之腘。"

足三里,足阳明胃经之"合穴",有强健脾胃,调和气血的作用。根据歌意,足三里可治疗肚腹部的疾患,尤其是位于肚腹部的脾、胃、肠道等消化系统的疾患。其原因在于:首先,足阳明胃经在从头走足的过程中,有一条支脉从缺盆入体内,下膈属胃络脾。"其直者,从缺盆下乳内廉,下挟脐,入气街中。"又有一支起于胃口,下循腹里,下至气街中而合。两条支脉及一条直脉都通过脾胃所在之肚腹部。其次,足阳明经筋的循行,也上行于腹部,夹脐分布。足阳明经别上行至髀,深入腹部里侧,属本腑胃腑,散行至脾脏。所谓"经脉所通,主治所及",故针刺足阳明胃经之足三里,可以治疗胃经所通过之肚腹部疾患,尤以脾胃肠道病为主。另外,从胃经主病看,胃经"是动病"有贲响腹胀,"所生病"有大腹水肿。《灵枢·经脉》又有言:"气盛则身以前皆热,其有余于胃,则消谷善饥,溺色黄;气不足则身以前皆寒栗,胃中寒则胀满。"可见胃经之病都是肠胃消化系之疾病,而足三里治疗肚腹疾病,即本经穴治本腑病。

委中，足太阳膀胱经"合穴"。"合治内府"，委中除用于治疗肾与膀胱的疾病外，多用于治疗与肾和膀胱密切相关的腰背部疾病，如急慢性腰扭伤、腰痛背疼等。原因在于足太阳膀胱经从头走足的过程中，除与督脉经气相通外，还分挟脊两条支脉行于腰背部，从肾俞入腰中。腰背疼痛是足太阳经的主要经脉病症，而委中本身就是本经腰背两条支脉的汇合处，故针刺委中穴能同时疏调腰背经脉之气。另外，足太阳经筋循行，也由臀部上行挟脊椎骨两旁而上至于项。察《灵枢·经脉》篇，足太阳膀胱经"是动病"有项如拔、脊痛、腰似折，"所生病"有头囟项痛、项背腰尻腘腨脚皆痛。由上可见，委中治疗腰背疾病的疗效显然超过了本经其他腧穴。

列缺，手太阴肺经"络穴"，具有宣肺解表，疏风通络的作用。络穴在生理上起联络表里经的作用，在临床上能治疗表里两经的病变。正如《针经指南》所说："络穴正在两经之间……若刺络穴，表里皆治。"从表面上看，手太阴肺经并没有与头部发生联系，但手阳明大肠经却是从手走头的，并在肩背正中交督脉的大椎穴，经气通达于头项。手太阴肺经之络穴列缺加强了表里两经联系，诊治头项疾病就在情理之中了。其次，手太阴经别"上出缺盆，循喉咙，复合阳明"，言手太阴经别循喉咙，与手阳明经会合，而上颈贯颊，弥补了手太阴肺经不上头面的不足之处。这是"十二经脉其气血皆上于面而走空窍"的具体说明。再者，列缺又是八脉交会穴之一，与任脉相通，任脉又在口唇部与督脉贯通，这也是沟通列缺与头项部有机联系的途径之一。临床上列缺常用来治疗头项强痛、偏头痛、下牙痛、咽肿、口眼歪斜、口噤不开等疾病。

合谷，手阳明大肠经"原穴"。"面为阳明之乡"，合谷治疗头面部疾病是由手阳明经循行决定的。手阳明经在从手走头的过程中，经咽喉、贯面颊、入下齿龈，回绕口唇经脉，在鼻旁与足阳明经交接，经气弥散于头面、五官各部。手阳明经筋也上行面颊，结于颧部。观《灵枢·经脉》篇所列手阳明大肠经的"是动""所生"病中，全部记载的是经脉病候，其中又以头面、五官病证为主，如齿痛、目黄、口干、鼽衄、喉痹等。合谷通治头面诸病，如眼、耳、鼻、口腔、咽喉等病，尤其是口眼歪斜、三叉神经痛、鼻塞、鼻渊、目赤痛、腮腺炎、牙痛、口噤不开、喑不能言等。

由上，四总穴分治头项、面口、肚腹、腰背等部的疾患，一方面是经络循行、脏腑生理病理等所决定，一方面又是这些腧穴的特性（如络穴、原穴、合穴等）所决定的。倡导针灸临证应根据经络学说的理论循经远端取穴，"四总穴歌"正是循经远取、上病下取、近病远取的范例。后世医家又补充"心胸取内关，胁肋支沟谋"两句，将人体所有部位均涵盖其中，可谓提纲挈领。

第二节 长桑君天星秘诀歌

此歌赋最早见于明代徐凤《针灸大全》，简称《天星秘诀》。其后《针灸大成》予以转载。需特别指出的是，《针灸大成》总目及卷三分目所载"长桑君天星秘诀歌""马丹阳天星十二穴歌"下标注出自《乾坤生意》，以往国内学者难以得见《乾坤生意》原书，故无法核查此二歌。据武晓冬《古代针灸治疗歌赋腧穴主治探讨》一文阐述，此二歌非出自《乾坤生意》，实则录自徐凤《针灸大全》，乃靳贤编集失误而后人一直未能发觉。《乾坤生意》一书国内仅存残本，其针灸部分不存。日本国立公文书馆内阁文库及静嘉堂文库均藏有此书。将"杂病穴法歌""长桑君天星秘诀歌""席弘赋"3首歌赋的内容进行比较后，发现三者文词及针法均相近，应当有传承关系。

据《史记·扁鹊仓公列传》，长桑君为扁鹊之师，以禁方传扁鹊，又出药使扁鹊饮服，"饮是以上池之水，三十日当知物矣。"于是扁鹊视病尽见五脏症结，遂以精通医术闻名当世。长桑君或为传说之人，"忽然不见，殆非人也。"此歌赋以"长桑君"名之，只是一种伪托。

本歌赋选自《针灸大全》。

一、歌赋

天星秘诀少人知，此法专分前后施。

若是胃中停宿食，后寻三里起璇玑。

脾病血气先合谷，后刺三阴交莫迟。

如中鬼邪先间使，手臂挛痹取肩髃。

脚若转筋并眼花，先针承山次内踝。

脚气酸疼肩井先，次寻三里阳陵泉。

如是小肠连脐痛，先刺阴陵后涌泉。

耳鸣腰痛先五会，次针耳门三里内。

小肠气痛先长强，后刺大敦不要忙。

足缓难行先绝骨，次寻条口及冲阳。

牙疼头痛兼喉痹，先刺二间后三里。

胸膈痞满先阴交，针到承山饮食喜。

肚腹浮肿胀膨膨，先针水分泻建里。

伤寒过经不出汗，期门通里先后看。

寒疟面肿及肠鸣，先取合谷后内庭。

冷风湿痹针何处？先取环跳次阳陵。

指痛挛急少商好，依法施之无不灵。

此是桑君真口诀，时医莫作等闲轻。

二、按要

徐凤的《针灸大全》收录和注解了许多前人歌赋，且结合了自己的心得体会。如对"标幽赋"的注解，解释精要，通俗易懂，使深奥难懂的针灸医理明晰于徐凤的针灸学术思想之下。"金针赋"所述"下针十四法"，经徐凤归纳，将爪和切隶属于下针之法；摇与退隶属于出针之法；动与进隶属于催气之法；循与摄隶属于行气之法。搓可泄气，弹可补气，按可添气，提可抽气，盘法用于肚腹，扪法用于出针闭穴。撮要针刺手法，临证心得，化繁为简，为后世针法的发展起了奠基作用。

如果说"下针十四法"是单式手法的话，那么徐凤在"金针赋"中首次提出"治病八法"就为经典的复式补泻手法。"治病八法"包括烧山火、透天凉、阳中隐阴、阴中隐阳、子午捣臼、进气法、留气法、抽添法，并夹述龙虎交战，实为9法。这种由多种手法组合而成的复式手法，多被后世医家尊奉，先后被高武、汪机、李梴、杨继洲等医家转载并补充，影响深远。徐凤"治病八法"复式补泻手法有如下特点：其一，补法多用九数，泻法多用六数，或九或六的倍数。其二，补法实施之后，针下有热感；泻法实施之后，针下有凉感，所谓"补者直须热至，泻者务待寒侵"。其三，补泻须分层而施，一般分三层或两层，所谓"法在浅则用浅，法在深则用深。二者不可兼而紊之也"。其四，虽然每一种手法都有规定的动作套路，但仍须施针者灵活掌握，必要时还可根据具体情况反复施用，"指下玄微，胸中活法，一有未应，反复再施"。

徐凤精研《内经》《难经》等医学经典，其针灸学术思想着眼于实际，重实用，不偏于应用针法而忽视灸法，亦不偏于应用灸法而忽视针法，而是唯从医理，随病之轻重、法之所宜，辨证施治，因病求法，针灸两法并重。正如《素问·异法方宜论》中所言："圣人杂合以治，各得其所宜。"体现了孙思邈所言"若针而不灸，灸而不针，皆非良医也"的针灸并用的思想。徐凤早年"凡有医者，不用

于针，而用于灸"，重视灸法的应用。后来"恐针法荒废"，更以
"济人之心为心"，重视针法的应用，突出体现在《针灸大全·金针
赋》对针法的发挥与创新。

徐凤"师先贤而不泥于成法，考古籍而不囿于目见"，传经典之
真谛，其首倡的"三才"理论和"飞经走气"大段之法，首提的
"治病八法"，对至深至奥的子午流注、灵龟飞腾之法发挥释义，使
其日臻完备，等等，不仅对明代针灸学的昌盛起到推动作用，而且
对现代针灸临床也产生了深远的影响。

《针灸大全》所录以及徐凤自撰针灸歌诀、歌赋经历代医家流
传，浓缩了大量针灸学精华，集各家学术之所长。突出的特点是通
篇为实用的歌赋体文献，言简意赅，阐发幽意，发扬针灸。"长桑君
天星秘诀歌"为徐凤精选的前人针灸歌赋之一，全歌共 18 句，列举
了 23 种常见病症的针灸取穴，多用配穴，并强调施针的先后顺序，
共取穴 28 个，实为前人对针灸治疗取穴、配穴、按次针灸等内容的
高度总结。

第三节　马丹阳天星十二穴并治杂病歌

　　此歌赋首见于《针灸大全》，是在元代王国瑞所著《扁鹊神应针灸玉龙经》中"天星十一穴歌"的基础上加上太冲穴而成。其后《针灸大成》《杨敬斋针灸全书》《类经图翼》《针灸聚英》《针方六集》《针灸易学》《凌门传授铜人指穴》等针灸专著都有转载。其中《针灸大全》《针灸大成》《杨敬斋针灸全书》《针灸易学》将此歌诀称之为"马丹阳天星十二穴治杂病歌"，《针方六集》、《凌门传授铜人指穴》和《类经图翼》称此歌诀为"马丹阳天星十二穴歌"，而在《针灸聚英》中将此歌诀称之为"薛真人天星十二穴歌"，在其副标题处标明"马丹阳歌"，内容与其他书籍内容并无大差异。另外在《医宗金鉴》"刺法心法要诀·八十六卷"中有 12 个穴位的歌赋，虽未言明为天星十二穴，但是其内容实际上就是该歌赋的内容。

　　马丹阳，本名从义，字宜甫，入道后更名钰，字玄宝，号丹阳子，世称马丹阳。马丹阳为宋代山东宁海（今山东牟平）人，原籍京兆扶风（今陕西省），为东汉伏波将军马援的后裔，后因五代兵乱，族迁宁海。马氏出身豪门大族，天赋异禀，后为全真道祖师王重阳收为弟子，传其衣钵，成道教支派全真道二代掌教。早年的中医学多具道教色彩，葛洪就是代表人物之一。马丹阳继承王重阳性命双修理论，以清静无为而定全真修炼风貌，以心合性，以神气释性命而终以静净无为统道。

本歌赋选自于《针灸大全》。

一、歌赋

三里内庭穴，曲池合谷接，

委中承山配，太冲昆仑穴；

环跳与阳陵，通里并列缺，

合担用法担，合截用法截。

三百六十穴，不出十二诀，

治病如神灵，浑如汤泼雪。

北斗降真机，金锁教开彻，

至人可传授，匪人莫浪说。

1. 其一

三里膝眼下，三寸两筋间；

能通心腹胀，善治胃中寒。

肠鸣并腹泻，腿肿膝胻酸；

伤寒羸瘦损，气蛊及诸般。

年过三旬后，针灸眼变宽；

取穴当审的，八分三壮安。

2. 其二

内庭次趾外，本属足阳明；

能治四肢厥，喜静恶闻声。

瘾疹咽喉疼，数欠及牙痛；

疟疾不能食，针着便惺惺。

3. 其三

曲池拱手取，屈肘骨边求。

善治肘中痛，偏风手不收；

挽弓开不得，筋缓莫梳头。

喉闭促欲死，发热更无休；

遍身风癣癞，针着即时瘳。

4. 其四

合谷在虎口，两指歧骨间；

头痛并面肿，疟疾热还寒。

齿龋鼻衄血，口噤不开言，

针入五分深，令人即便安。

5. 其五

委中曲腘里，横纹脉中央；

腰痛不能举，沉沉引脊梁。

酸痛筋莫展，风痹复无常；

膝头难伸屈，针入即安康。

6. 其六

承山名鱼腹，腨肠分肉间；

善治腰疼痛，痔疾大便难。

脚气并膝肿，辗转战疼酸；

霍乱及转筋，穴中刺便安。

7. 其七

太冲足大趾，节后二寸中；

动脉知生死，能医惊痫风。

咽喉并心胀，两足不能行；

七疝偏坠肿，眼目似云矇。

亦能疗腰痛，针下有神功。

8. 其八

昆仑足外踝，跟骨上边寻；

转筋腰尻痛，暴喘满冲心。

举步行不得，一动即呻吟；

若欲求安乐，须于此穴针。

9. 其九

环跳在髀枢，侧卧屈足取；

折腰莫能顾，冷风并湿痹。

腰胯连腨痛，转折重欷歔；

若人针灸后，顷刻病消除。

10. 其十

阳陵居膝下，外廉一寸中；

膝肿并麻木，冷痹及偏风。

举足不能起，坐卧似衰翁；

针入六分止，神功妙不同。

11．其十一

通里腕侧后，去腕一寸中。

欲言声不出，懊侬及怔忡；

实则四肢肿，头腮面颊红。

虚则不能食，暴瘖面无容；

毫针微微刺，方信有神功。

12．其十二

列缺腕侧上，次指手交叉；

善疗偏头患，遍身风痹麻。

痰涎频壅上，口噤不开牙；

若能明补泻，应手即如拿。

二、按要

本歌赋中所列 12 穴，足三里、内庭、曲池、合谷、委中、承山、太冲、昆仑、环跳、阳陵泉、通里和列缺，突出特点是选用四肢穴位，安全方便，疗效显著，是针灸入门之捷径。

在"天星十二穴"之前，先有"天星十一穴"，见于元时王国瑞的《扁鹊神应针灸玉龙经》的"天星十一穴歌诀"，比后来的"十二穴"少太冲一穴，这时并没有托名"马丹阳"。到了明代徐凤《针灸大全》才记载"马丹阳天星十二穴并治杂病歌"，冠以"马丹阳"之名，加入太冲一穴。后来高武《针灸聚英》又写作"薛真人天星十二穴歌",注作"马丹阳歌"。高武还加按语说:"右十二穴,薛氏以为扁鹊所传……盖薛氏之依托也。"薛真人是位不知其名的道士,所说扁鹊所传,当是指其出于《扁鹊神应针灸玉龙经》,也即"十二穴"出自"十一穴"再增加一穴。从明代《针灸大全》至《针灸聚英》的转录,才出现"十二穴歌诀"托名于马丹阳,而且是经道士薛真人传播,可知这种托名和改编出自道家人物所为,似乎并不能认为真的是马丹阳所作。

以下简述"马丹阳天星十二穴并治杂病歌"配伍:

1. 足三里与内庭

从歌赋中看,足三里主治胃脘胀满、腹胀、胃寒、肠鸣、泄泻、积聚、膙胀、虚损以及下肢的酸楚、疼痛、肿胀。内庭的主治四肢厥逆、倦怠嗜卧、塞牖而处、恶闻声音、欠伸、哈欠、气短、寒热往来、不欲食、咽痛、牙痛、风疹等病证。足三里、内庭合用为本经临近腧穴配伍之法,为相须配伍,配伍后功能加强,治疗病证范围扩大,有疏风清热、开郁止痛、通利肠腑的功能,可有效治疗脾胃、大小肠的病证。现常用于咽喉炎、牙龈炎、口腔溃疡、胃炎、胃和十二指肠溃疡、急慢性胃肠炎、痢疾、便秘。

2. 合谷与曲池

从歌赋中看,合谷主治头痛、面肿、疟疾、热病汗不出、视物昏花、鼻塞、鼻出血,牙龈肿痛、咽喉肿痛、牙关紧闭。曲池治疗上肢的痹证、痿证,如肘部疼痛、麻木、无力,也可以治疗咽喉肿痛、发热、风疹。曲池、合谷二穴合用有疏风散寒、清热解毒、活血化瘀、止痛止痒的功能，现常用于上呼吸道感染、头痛、面部浮肿、牙龈炎、荨麻疹、神经性皮炎、高血压以及上肢瘫痪、疼痛、麻木、乏力。

3. 委中与承山

从歌赋中看，委中主治腰痛、风痹、髀痛、热病、膝关节疼痛、屈伸不利等病证。承山主治肩胛疼痛、急慢性腰痛、小腿肿痛和乏力、痔疮、便秘、畏寒、霍乱、小腿抽筋等病证。委中、承山二穴合用有凉血泄热、调理肠腑、舒筋活络、祛风利湿，现常用于腰椎间盘突出症、腰椎退行性病变、急性胃肠炎、便秘、前列腺炎、前列腺增生、尿潴留、遗尿、遗精、膀胱炎、腓肠肌痉挛、膝关节炎、痔疮。

4. 太冲与昆仑

从歌赋中看，太冲主治惊风、痫证、咽喉肿痛、胃脘胀满、疝气、睾丸肿痛、视物昏花、腰痛、足下垂等病证。昆仑主治头痛、项背、腰腿疼痛、动则加剧，下肢乏力，胸闷、气喘等病证。太冲、昆仑配伍有疏肝理气、清热利湿、通经止痛、补益肝肾、调理胞（精）宫的作用，现常用于治疗小儿惊风、腰椎间盘突出症、腰椎退行性病变、风湿性关节炎、类风湿性关节炎、睾丸炎、男子性功能障碍、精子减少症和不液化症、女子排卵障碍、输卵管不通、子宫功能性出血、泌尿系感染等病证。

5. 环跳与阳陵泉

从歌赋中看，环跳主治半身不遂、下肢疼痛、拘急挛缩、痴呆。

阳陵泉主治半身不遂、下肢痹证和痿证、肢体痉挛等。环跳、阳陵泉相配有祛风散寒、清热利湿、调气和血、疏经通络、舒筋止痉的功效，现常用于治疗半身不遂、腰椎间盘突出症、腰椎退行性病变、膝关节炎、踝关节扭伤、股外侧皮神经炎、荨麻疹。

6. 通里与列缺

从歌赋中看，通里主治心悸、怔忡、肢倦懒言、哈欠、气喘、喉间痰涎壅盛、失语、呕吐、胃脘痛、胸胁痛、四肢肿胀、面部浮肿等病证。列缺主治偏瘫、口歪、半身麻木、手腕乏力、牙关紧闭等病证。通里、列缺两穴配伍，现常用于上呼吸道感染、咽喉炎、支气管炎、心律失常、失眠、舌肌麻痹、声音嘶哑、失语、癔病、流涎等疾病。

歌赋用穴属于一种优选法。11 穴、12 穴、10 穴及四总穴的异同，在于作者的侧重点。同者说明选用率之高，作用的适应性较大；异者则是选用率较低，作用适应性较小。"天星十二穴"是古人总结全身要穴的一个类别，与其他要穴类别歌诀多有重复之处，如包括了"四总穴歌"中的足三里、委中、列缺、合谷，足三里、合谷、环跳又为"回阳九针"中的 3 个穴位。天星十二穴总结了腧穴主治、配伍，并首创担截法（参阅"拦江赋"之"按要"），配伍"少而精"让医家折服，故至今仍重视这 12 个穴位在临床实践中的应用。

"天星十一穴歌"主治内容基本遵从《铜人腧穴针灸图经》。以曲池为例，"治肘中痛，偏风半身不遂，刺风瘾疹，喉痹不能言，胸中烦满，筋缓捉物不得，挽弓不开，屈伸难，风痹肘细而无力，伤寒余热不尽，皮肤干燥。针入七分，得气先泻后补之，灸亦大良，可灸三壮。""天星十一穴歌"中曲池为："善治肘中痛，偏风手不收；挽弓开未得，筋缓怎梳头；喉闭促欲绝，发热竟无休；遍身风癣疹，针灸必能瘳。"由此可知，曲池的歌诀基本依据《铜人腧穴针灸图经》的内容而作。

"马丹阳天星十二穴并治杂病歌"文字内容与"天星十一穴歌"大致相同，增加了太冲穴，即"太冲足大指，节后三寸中。动脉知生死，能除惊痫风。咽喉肿心胀，两足不能动。七疝偏坠肿，眼目似云朦。亦能疗腰痛，针下有神功。"《铜人腧穴针灸图经》太冲条下云："治腰引少腹痛，小便不利，状如淋，卒疝少腹肿，溏泄，遗尿，阴痛，面目苍色，胸胁支满，足寒，大便难，呕血，女子漏血不止，小儿卒疝，呕逆，发寒，嗌干，跗肿，内踝前痛，淫泺胫酸，腋下肿，马刀疡瘘，唇肿。针入三分，留十呼，可灸三壮。"太冲的主治大多不相符合，可见歌诀补写者不以《铜人腧穴针灸图经》为主要依据。

第四节　肘后歌

　　此歌赋首载于高武的《针灸聚英》。《针灸大成》《针方六集》《古今医统大全》等书籍都有转载。歌曰"肘后"，盖取晋代葛洪所著《肘后备急方》命名之意，意为取用方便、随手即得。歌诀中所举病症皆为常见，所取穴位以四肢取穴为主，确有应用方便之意。

　　本歌赋选自《针灸聚英》。

一、歌赋

　　　　　　头面之疾针至阴，腿脚有疾风府寻，

　　　　　　心胸有病少府泻，脐腹有病曲泉针。

　　　　　　肩背诸疾中渚下，腰膝强痛交信凭，

　　　　　　胁肋腿痛后溪妙，股膝肿起泻太冲。

　　　　　　阴核发来如升大，百会妙穴真可骇，

　　　　　　顶心头痛眼不开，涌泉下针定安泰。

　　　　　　鹤膝肿劳难移步，尺泽能疏筋骨疼，

　　　　　　更有一穴曲池妙，根寻源流可调停。

　　　　　　其患若要便安愈，加以风府可用针，

　　　　　　更有手臂拘挛急，尺泽刺深去不仁。

　　　　　　腰背若患挛急风，曲池一寸五分攻，

　　　　　　五痔原因热血作，承山须下病无踪。

哮喘发来寝不得，丰隆刺入三分深，

狂言盗汗如见鬼，惺惺间使便下针。

骨寒髓冷火来烧，灵道妙穴分明记，

疟疾寒热真可畏，须知虚实可用意。

间使宜透支沟中，大椎七壮合圣治，

连日频频发不休，金门刺深七分是。

疟疾三日得一发，先寒后热无他语，

寒多热少取复溜，热多寒少用间使。

或患伤寒热未收，牙关风壅药难投，

项强反张目直视，金针用意列缺求。

伤寒四肢厥逆冷，脉气无时仔细寻，

神奇妙穴真有二，复溜半寸顺骨行。

四肢回还脉气浮，须晓阴阳倒换求，

寒则须补绝骨是，热则绝骨泻无忧，

脉若浮洪当泻解，沉细之时补便瘳。

百合伤寒最难医，妙法神针用意推，

口噤眼合药不下，合谷一针效甚奇。

狐惑伤寒满口疮，须下黄连犀角汤，

虫在脏腑食肌肉，须要神针刺地仓。

伤寒腹痛虫寻食，吐蛔乌梅可难攻，

十日九日必定死，中脘回还胃气通。

伤寒痞气结胸中，两目昏黄汗不通，

涌泉妙穴三分许，速使周身汗自通。

伤寒痞结胁积痛，宜用期门见深功，

当汗不汗合谷泻，自汗发黄复溜凭。

飞虎一穴通痞气，祛风引气使安宁，

刚柔二痉最乖张，口禁眼合面红妆。

热血流入心肺腑，须要金针刺少商，

中满如何去得根，阴包如刺效如神，

不论老幼依法用，须教患者便抬身。

打扑伤损破伤风，先于痛处下针攻，

后向承山立作效，甄权留下意无穷。

腰腿疼痛十年春，应针不了便惺惺，

大都引气探根本，服药寻方枉费金。

脚膝经年痛不休，内外踝边用意求，

穴号昆仑并吕细，应时消散实时瘳。

风痹痿厥如何治？大杼曲泉真是妙，

两足两胁满难伸，飞虎神针七分到，

腰软如何去得根，神妙委中立见效。

二、按要

全歌诀共 102 句，列 42 病症，用 33 腧穴（除去重复穴），多为四肢部穴，仅有中脘、期门和大椎 3 穴在躯干部，体现了作者探究经络理论，擅长远道针法的特点。其中开篇"头面之疾针至阴，腿脚有疾风府寻"两句，就是根据《灵枢·终始》篇所说"病在上者下取之，病在下者高取之"典型的远道针法例子。

本歌特点：一是着重指出循经取穴、深刺、浅刺、近刺、异位刺等方法。二是针药相配治某些疾病。三是强调了五输、八会、募穴等特定穴的作用。四是强调穴位在治本或治标作用上的重要意义。

试分析本赋以五输穴对内科杂病的应用。"肘后歌"列举的 42 种病症中，运用五输穴配方就占 32 种，且处方配穴大多用治伤寒等内科杂病。如"疟疾三日得一发，先寒后热无他语，寒多热少取复溜，热多寒少用间使"，"伤寒四肢厥逆冷，脉气无时仔细寻，神奇妙穴真有二，复溜半寸顺骨行""当汗不汗合谷泻，自汗发黄复溜凭"，运用五输穴中的足少阴之"经穴"，培补肾气，通调水道，治疗 3 种不同转机的伤寒和内科杂病。其中治"三日得一发，先寒后热""寒多热少"的寒疟，先泻后补复溜穴，能使上焦通畅，下焦充实，不但可以祛邪，更可振发肾阳的温煦作用，从而使营卫调和，起散寒除疟的效果。治疗伤寒少阴病的"四逆""脉微细"的心肾阳衰证，通过复溜穴，能补益肾水，振奋阳气。又因肾经"络心、注胸中"，而又有益气强心的功效，从而使气血畅行六脉得复，四肢回温。治伤寒"自汗发黄"的湿热蕴结证，因湿热发黄关系到上焦肺气的宣发和下焦肾气的蒸化，刺泻复溜穴，兼通肺肾两经，以宣肺降气、通调水道、渗泄湿热，从而使湿热分散，身黄自退。

第五节　回阳九针歌

此歌赋见于《针灸聚英》，《针灸大成》也载录此歌诀，内容一致。回阳九针是指患者处在疾病的危笃状态，出现亡阳急症，或者亡阴导致亡阳，以神昏晕厥、肢冷汗出、面白脉微等为主要表现，采用此 9 个腧穴施术，可以起到回阳救逆的效果。

本歌赋选自《针灸聚英》。

一、歌赋

哑门劳宫三阴交，涌泉太溪中脘接，

环跳三里合谷并，此是回阳九针穴。

二、按要

九针为针具名，是 9 种针具的总称，即镵针、员针、鍉针、锋针、铍针、员利针、毫针、长针和大针，出于《灵枢·九针十二原》等篇。《灵枢·官针》："九针之宜，各有所为；长短大小，各有所施也。不得其用，病弗能移。"指出九针的形状、用途各异，九针之制，各有所用，据情选用，方可去病。

本歌中的九针，并非指《灵枢》中的九针，而是指用于救急的 9 个穴位，即哑门、劳宫、三阴交、涌泉、太溪、中脘、环跳、足三里、合谷。此 9 穴都是临床急救用之有效的穴位，配合使用有回阳救逆的作用，故称"回阳九针穴"。当然临床急救用穴绝非单单此9穴，而是作者自身应用经验的体现。

哑门，督脉经穴，为督脉与阳维脉之会穴。此穴具有散风息风、开窍醒神的作用，其主治病患与现代医学神经节段分布颇为吻合，以大脑疾病为主。

劳宫，手厥阴心包经穴，为心包经之"荥穴"。"荥主身热"，此穴具有镇静安神、健脑益智的作用，可清心热、泻肝火。其主治以心系神志疾病为主。

三阴交，足太阴脾经穴，为脾、肝、肾三经之交会穴。此穴具有健脾益血、调经安神的作用，其主治以阴血不足为主，用此穴回阳，意在阴中求阳。

涌泉，足少阴肾经穴，为肾经之"井穴"。"井主心下满"，此穴具有通关开窍、安神镇静的作用，其主治多以头胸疾病，用以引热下行，为急救常用穴位之一。

太溪，足少阴肾经穴，为肾经之"原穴"。此穴是肾经元气流注最多的穴位，具有滋阴益肾、通利三焦的作用，其主治以滋养肝肾之阴为主，同时可以有清虚热、生清气的功效，现代研究认为太溪能调整肺、肾功能。

中脘，任脉经穴，任脉、手太阳与少阳、足阳明之会，胃之募穴，八会穴之腑会。此穴具有和胃健脾、通降腑气的作用，其主治多以胃肠疾病为主，脾胃为后天之本，用之能有效补充人体气血。

环跳，足少阳胆经穴，为足少阳、太阳之会穴，此穴具有祛风化湿、强健腰膝的作用。本穴又名"分中"，意指穴内气血在此分而散之，即胆经水湿在此处大量气化为天部阳气，天部之气则外输人体各部。

足三里，足阳明胃经穴，胃经之合穴，胃之下合穴。此穴具有扶正培元、调理阴阳、生发胃气等作用。主治一切虚损性疾病，如治疗营养不良引起的贫血、产后术后、大病初愈、久患消耗性疾病等。华佗《中藏经》言足三里主治"五痨，羸瘦，亡阳，虚乏"等症。

合谷，手阳明大肠经穴，为大肠经原穴。此穴属阳主表，具有开窍醒神、升清降浊、宣通气血等作用。其主治作用广泛，长于清泻阳明之郁热，疏解面齿之风邪，通调头面之经络，是治疗热病、发热、疼痛及头面五官各种疾患之要穴，亦为急救常用穴位之一。

以上9穴配合应用，除用于阳虚欲脱之回阳救逆外，临床应用更为广泛。

第六节　孙真人十三鬼穴歌

　　此歌赋首见于《针灸大全》。本歌诀在《针灸大全》中名为"孙思邈先生针十三鬼穴歌"，《凌门传授铜人指穴》中始称为"孙思邈十三鬼穴歌"，而《杨敬斋针灸全书》称为"孙思邈针十三鬼穴歌"，《针灸聚英》称此歌赋为"孙真人十三鬼穴歌"，《针灸大成》和《针灸逢源》则称为"孙真人针十三鬼穴歌"，《针方六集》则直接称为"十三鬼穴歌"。此歌诀内容出自唐代著名医家孙思邈（孙真人）的《千金要方》中，为卷十四"风癫第五"，介绍了治疗癫狂等精神疾患的 13 个经验效穴。古人认为精神疾患是由鬼邪作祟所致，故把治疗这类疾病的穴位称作"鬼穴"。

　　本歌赋选自《针灸聚英》。

一、歌赋

百邪癫狂所为病，针有十三穴须认。

凡针之体先鬼宫，次针鬼信无不应。

一一从头逐一求，男从左起女从右。

一针人中鬼宫停，左边下针右出针。

第二手大指甲下，名鬼信刺三分深。

三针足大趾甲下，名曰鬼垒入二分。

四针掌上大陵穴，入针五分为鬼心。

五针申脉为鬼路，火针三分七锃锃。

第六却寻大椎上，入发一寸名鬼枕。

七刺耳垂下八分，名曰鬼床针要温。

八针承浆名鬼市，从左出右君须记。

九针劳宫为鬼窟；十针上星名鬼堂。

十一阴下缝三壮，女玉门头为鬼藏。

十二曲池名鬼腿，火针仍要七锃锃。

十三舌头当舌中，此穴须名是鬼封。

手足两边相对刺，若逢孤穴只单通。

此是先师真妙诀，狂猖恶鬼走无踪。

二、按要

十三鬼穴分别为：一鬼宫（人中）、二鬼信（少商）、三鬼垒（隐白）、四鬼心（大陵）、五鬼路（申脉）、六鬼枕（风府）、七鬼床（颊车）、八鬼市（承浆）、九鬼窟（劳宫）、十鬼堂（上星）、十一鬼藏（会阴）、十二鬼腿（曲池）、十三鬼封（舌下中缝，即海泉）。其中督脉（人中、风府、上星）3 穴，任脉（承浆、会阴）、手少阴心包经（大陵、劳宫）各 2 穴，手太阴肺经（少商）、足太阴脾经（隐白）、足太阳膀胱经（申脉）、足阳明胃经（颊车）、手阳明大肠经（曲池）、经外奇穴（海泉）各 1 穴。

《千金要方》所载与此十三鬼穴略有不同，区别在：①第四针为太渊穴；②第九针劳宫穴，名鬼路（与第五针重名）；③第十二针曲池穴，名鬼臣。

此十三鬼穴可以理解为古代医家治疗情志疾病的"特效穴"，具有疏通经络、协调阴阳、调整脏腑、醒脑开窍的功效。它们适用于一切精神疾患，如癫病、精神分裂症、癫狂等，也可用于由高热所致的狂躁不安等证。近代的临床实践也证明了这些穴位在精神疾病中的重要作用。如针刺人中穴在治疗一些急重病症疗效确切，中风、中暑、中毒、过敏以及手术麻醉过程中出现昏迷、呼吸停止、血压下降、休克时，均可急刺或急按人中穴，并且，人中穴对于血管性痴呆、抑郁、失眠等慢性精神神志类病症也有效。石学敏院士将人中作为主穴应用于"醒脑开窍"针刺法中，取得了很好的疗效。

历代医家对十三鬼穴疗法都有论及，多采用孙思邈的十三鬼穴，独南北朝时期徐秋夫所论十三鬼穴与此有所出入。徐秋夫祖籍东莞姑幕（今山东诸城），寄籍丹阳（今江苏南京），父徐熙为晋医家，从父习医，尤擅针灸。《凌门传授铜人指穴》中有"秋夫疗鬼十三穴歌"："人中神庭风府始，舌缝承浆颊车次，少商大陵间使连，乳中阳陵泉有据，隐白行间不可差，十三穴是秋夫置。"

所列十三穴与孙真人十三穴有九个相同，所不同的四个穴位为：神庭、乳中、阳陵泉和行间，代替了孙真人的申脉、上星、会阴和曲池。

杨继洲对孙真人十三鬼穴有注释："一针鬼宫，即人中，入三分。二针鬼信，即少商，入三分。三针鬼垒，即隐白，入二分。四针鬼心，即大陵，入五分。五针鬼路，即申脉（大针），入三分。六针鬼枕，即风府，入二分。七针鬼床，即颊车，入五分。八针鬼市，即承浆，入三分。九针鬼窟，即劳宫，入二分。十针鬼堂，即上星，入二分。十一针鬼藏，男即会阴，女即玉门头，入三分。十二针鬼腿，即曲池（火针），入五分。十三针鬼封，在舌下中缝，刺出血，仍横安针一枚，就两口吻，令舌不动，此法甚效。更加间使、后溪二穴尤妙。男子先针左起，女人先针右起，单日为阳，双日为阴。阳日、阳时针右转，阴日、阴时针左转。"

杨继洲比较注重针刺方法，对曲池认为要用火针（灸法），对舌下缝（海泉）点刺出血，如不效，在两口吻处（地仓）各针一针，立效。强调"阳日阳时针右转，阴日阴时针左转"，单日为阳，双日为阴，每日分十二时辰，单时为阳，双时为阴。

又录《千金要方》"风癫"第五、《琼瑶神书》"琼瑶秋夫疗鬼二百八十二法"和《针灸聚英》"宋徐秋夫鬼病十三穴歌"3则，可互为参阅。

1.《千金要方》"风癫"第五

扁鹊曰：百邪所病，针有十三穴，凡针先从鬼宫起，次针鬼信，便至鬼垒，又至鬼心，未必须并针，至五六穴即可知矣。若是邪蛊之精便自言说，论其由来往验有实，立得精灵，未必须尽其命，求去与之，男从左起针，女从右起针。若数处不言便遍穴针也，依诀而行，针灸等处并备主之，仍须依掌诀捻目治之，万不失一。黄帝掌诀，别是术家秘要，缚鬼禁劾五岳四渎山精鬼魅，并悉禁之，有目在人两手中十指节间。第一针人中，名鬼宫，从左边下针右边出。第二针手大指爪甲下，名鬼信，入肉三分。第三针足大趾爪甲下，名鬼垒，入肉二分。第四针掌后横纹，名鬼心，入肉半寸（即太渊穴也）。第五针外踝下白肉际足太阳，名鬼路，火针七锃锃三下（即申脉穴也）。第六针大椎上入发际一寸，名鬼枕，火针七锃锃三下。第七针耳前发际宛宛中，耳垂下五分，名鬼床，火针七锃锃三下。第八针承浆，名鬼市，从左出右。第九针手横纹上三寸，两筋间，名鬼路（即劳宫穴也）。第十针直鼻上入发际一寸，名鬼堂，火针七锃锃三下（即上星穴也）。第十一针阴下缝灸三壮，女人即玉门头，名鬼藏。第十二针尺泽横纹外头接白肉际，名鬼臣，火针七锃锃三下（即曲池穴也）。第十三针舌头一寸，当舌中下缝，刺贯出舌上，名鬼封，仍以一板横口吻，安针头，令舌不得动。已前若是手足皆相对针两穴，若是孤穴即单针之。邪鬼妄语，灸悬命十四壮，穴在口唇里中央弦弦者是也，一名鬼禄，又用刚力决断弦乃佳。邪病卧，瞑瞑不自知，风府主之，一名鬼穴。邪病大唤骂走，灸十指端去爪一分，一名鬼城。邪病大唤骂詈走远，三里主之，一名鬼邪。邪病鬼癫四肢重，囟上主之，一名鬼门。邪病四肢重痛诸杂候，尺泽主之，尺中动脉，一名鬼受。邪病语不止及诸杂候，人中主之，一名鬼客听，凡人中恶先押鼻下是也。

2.《琼瑶神书》"琼瑶秋夫疗鬼二百八十二法"

秋夫撩鬼十三穴，并针三四鬼自通；又针九穴左右取，鬼穴自然使利身。一针鬼宫人中泻，二针鬼信少商中；三针商阳为鬼腹，四针隐白鬼皮行。五泻昆仑为鬼足，六针风池鬼项筋；七砭颊车鬼腮上，八针承浆鬼纯中。九针上星为鬼头，十针灵道鬼心宁；十一阴交会三壮，十二尺泽少泽针。十三鬼穴都针过，猖神恶鬼永无踪。

3. 《针灸聚英》"宋徐秋夫鬼病十三穴歌"

人中神庭风府始，舌缝承浆颊车次。少商大陵间使连，乳中阳陵泉有据。隐白行间不可差，十三穴是秋夫置。

第七节　十二经治症主客原络歌

　　此歌赋首见于《针灸大成》。全歌叙述了主客原络配穴法的应用，即本经的原穴配以相表里经的络穴治疗本经的疾病。原穴和络穴的概念分别出自于《灵枢·九针十二原》和《灵枢·经脉》，而原络配穴法是杨继洲首次提出。杨继洲认为原、络两穴相配通达内外、贯穿上下，对互为表里的脏腑经络疾患有协调作用，并在《十二经证治主客原络》篇中，全面提出了这一主客原络配穴法，并以歌诀形式列出 12 组配穴法及与这 12 组配穴法相适应的十二经病证。这种原络相配的取穴法，最适用于表里两经合病，即某一脏腑经络疾患，影响到相为表里的另一脏腑经络时，现代又称这种配穴方法为"表里经原络配穴法"。

　　本歌赋选自《针灸大成》。

一、歌赋

1. 肺之主　大肠客

太阴多气而少血，心胸气胀掌发热；

喘咳缺盆痛莫禁，咽肿喉干身汗越。

肩内前廉两乳痛，痰结膈中气如缺；

所生病者何穴求，太渊偏历与君说。

2. 大肠主　肺之客

阳明大肠夹鼻孔，面痛齿疼腮颊肿；

生疾目黄口亦干，鼻流清涕及血涌。

喉痹肩前痛莫当，大指次指为一统；

合谷列缺取为奇，二穴针之居病总。

3. 脾主　胃客

脾经为病舌本强，呕吐胃翻疼腹胀；

阴气上冲噎难瘳，体重脾摇心事妄。

疟生振栗兼体羸，秘结疸黄手执杖；

股膝内肿厥而疼，太白丰隆取为尚。

4. 胃主　脾客

腹䐜心闷意凄怆，恶人恶火恶灯光；

耳闻响动心中惕，鼻衄唇喎疟又伤。

弃衣骤步身中热，痰多足痛与疮疡；

气蛊胸腿疼难止，冲阳公孙一刺康。

5. 真心主　小肠客

少阴心痛并干嗌，渴欲饮兮为臂厥；

生病目黄口亦干，胁臂疼兮掌发热。

若人欲治勿差求，专在医人心审察；

惊悸呕血及怔忡，神门支正何堪缺。

6. 小肠主　真心客

小肠之病岂为良，颊肿肩疼两臂旁；

项颈强痛难转侧，嗌颌肿痛甚非常。

肩似拔兮臑似折，生病耳聋及目黄；

臑肘臂外后廉疼，腕骨通里取为详。

7. 肾之主　膀胱客

脸黑嗜卧不欲粮，目不明兮发热狂；

腰痛足疼步难履，若人捕获难躲藏。

心胆战兢气不足，更兼胸结与身黄；

若欲除之无更法，太溪飞扬取最良。

8. 膀胱主　肾之客

膀胱颈痛目中痛，项腰足腿痛难行；

痢疟狂癫心胆热，背弓反手额眉棱。

鼻衄目黄筋骨缩，脱肛痔漏腹心臌；

若要除之无别法，京骨大钟任显能。

9. 三焦主　包络客

三焦为病耳中聋，喉痹咽痛目肿红；

耳后肘疼并出汗，脊间心后痛相从。

肩背风生连膊肘，大便坚闭及遗癃；

前病治之何穴愈，阳池内关法理同。

10. 包络主 三焦客

包络为病手挛急，臂不能伸痛如屈；

胸膺胁满肢肿平，心中澹澹面色赤。

目黄善笑不肯休，心烦心痛掌热极；

良医达士细推详，大陵外关病消释。

11. 肝主 胆客

气少血多肝之经，丈夫㿗疝苦腰疼；

妇人腹膨小腹肿，甚则嗌干面脱尘。

所生病者胸满呕，腹中泄泻痛无停；

癃闭遗溺疝瘕痛，太光二穴即安宁。

12. 胆主 肝客

胆经之穴何病主？胸胁肋痛足不举；

面体不泽头目疼，缺盆腋肿汗如雨。

颈项瘿瘤坚似铁，疟生寒热连骨髓；

以上病症欲除之，须向丘墟蠡沟取。

二、按要

原穴的概念首见于《灵枢·九针十二原》，"五脏有疾也，应出十二原，十二原各有所出，明知其原，睹其应而知五脏之害矣。"由此可见，原穴可以直接反映脏腑的病变，对本脏腑、本经脉及其连属的组织器官病证，既有诊断价值，又有治疗作用。本篇列出了五脏原穴，《灵枢·本输》提出六腑原穴，《甲乙经》补充了心包经原穴，至此十二原穴始才完备并应用至今。

络穴的概念首见于《灵枢·经脉》，"诸脉之浮而常见者，皆络脉也。"本篇列出了十二经脉及任脉、督脉、脾之大络等十五络穴的的名称、表里关系、主症等。如"手少阴之别，名曰通里，去腕一寸半，别而上行，循经入于心中，系舌本，属目系。其实则支膈，虚则不能言，取之掌后一寸，别走太阳也"。《素问·平人气象论》又载有"胃之大络"名虚里（乳根），故又有"十六络穴"之说。络者，联络、沟通之意，意在由络脉加强表里两经的联系，当机体发生病变时也可以在络穴上反应出来，刺之可调节脏腑及表里两经的气血，犹如《灵枢·经脉》载其反应病变及主治功能："凡诊络脉，脉色青则寒且痛，赤则有热。胃中寒，手鱼之络多青矣；胃中有热，鱼际络赤，其暴黑者，留久痹也。其有赤有黑有青者，寒热气也；其青短者，少气也。"

配穴的目的在于加强腧穴间的协同作用，提高疗效。杨继洲提出的"主客原络配穴"方法，理论依据主要来源于《素问·阴阳印象大论》篇"从阴引阳，从阳引阴"，体现了病变经络脏腑的先后、主次，以先病、病重的脏腑经络为"主"，取其原穴；以后病、病浅及"主病"所影响之表里脏腑经络之疾为"客"，取其络穴。这种取穴方法本质为异经（表里经）原络配穴，是以十二经脉的表里关系为前提的，疾病的表现大都源自《灵枢·经脉》所载"是主"和"所生病"等。

如"肺主大肠客"，其主治的病症为"心胸气胀掌发热，喘咳缺盆痛莫禁，咽肿喉干身汗越，肩内前廉两乳疼，痰结膈中气如缺"，这与肺经"是动则病，肺胀满，膨膨而喘咳，缺盆中痛，甚则交两手而瞀，此为臂厥""是主肺所生病者，咳，上气喘渴，烦心胸满，臂内前廉痛厥，掌中热。"以及"气盛有余，则肩背痛，风寒汗出中风，小便数而欠。气虚则肩背痛寒，少气不足以息，溺色变"等经脉病候基本符合。"咽肿喉干"与手阳明大肠经"是动则病，齿痛颈肿""是主津液所生病者，目黄口干，鼽衄，喉痹……"相符。

原络配穴是临床上最常用的配穴法之一，除杨继洲确立的主客（表里经）原络配穴法外，又有同经原络配穴法和异经原络配穴法等。

同经原络配穴法：是取本经的原穴与络穴相配的一种配穴法。这种配穴方法虽然在古代文献中没有明确提出，但涉及此种配穴的文献却很多，以《普济方》《千金要方》《针灸大全》《医学入门》《针灸聚英》《针灸大成》等著作中多有载录。如《普济方》中"穴中冲、少冲、劳宫、太渊、经渠、列缺疗手掌脓疮痹"的太渊、列缺两穴；《针灸大成》中"臌胀：复溜、公孙、中封、太白、水分"的太白、公孙两穴，都是本经原络配穴方法的运用。

异经原络配穴法：是表里经原络配穴法的拓展，这种方法不再局限于互为表里的两经原络配穴。一般选用与疾病相关的经络的原络穴，可以有主病与客病的区别。主病脏腑经络取其原穴，客病脏腑经络取其络穴。也可以没有主病与客病的区分，通常以"兼病"来表述。往往疾病的表现较为复杂，或者呈现多脏腑、多经络的特点，各取其原穴或络穴。因而异经原络取穴方法无固定组穴，临床运用非常灵活。如有学者运用头穴配合原络穴治疗血管性痴呆，选用头穴百会、四神聪、风池及神门（心经之原穴）、太冲（肝经之原穴）、太溪（肾经原穴）、飞扬（膀胱经络穴）、太白（脾经原穴）、丰隆（胃经络穴），显示了良好的临床疗效。

《针灸大成》"十二经治症主客原络歌"，坚持表里经的原则，表里经一阴一阳，经气相通，五行属性相同，这样的原络相配，加强了穴位的协同功效，有助于提高疗效。广而言之，各种原络配穴的方法强调的就是"主"与"客"的关系，因而如何确定其中的"主"与"客"就是这种取穴方法的关键。杨氏"主客原络配穴法"中的"主"，乃"主病""先病""主脏主腑""主经主络"；"客"，乃"次病""后病""次脏次腑""次经次络"。在取用腧穴时，杨氏以"主"为原，"客"为络，并且是"主经络"表里经之络，而非本经之络，细究之，一是主病已旁及表里病；二是取用表里经之络，意在体现旁及经脉的"主"。所有络穴虽可"一穴通二经"，但本经之络穴治疗本经之疾更为直接、更为有效，即便是"客经""客病"，解决的重点自然也就在"客经"上了。故选用"客经"之络，既是解决疾患的需要，也是防止疾病进一步传变的手段之一。而本经原络配穴法、异经原络配穴法等，也是强调的"主"与"客"的关系，总言之在于首先解决疾病的主要矛盾，而后兼顾其他。

需要指出的是，在选录该歌诀时，对文中某些文字做了改动：①"胃主脾客"首句"腹膜心闷意凄怆"，"膜"原文为"填"，疑为文字之误，故据文义改正；②"包络主三焦客"第四句"心中澹澹面色赤"，"澹澹"原文作"淡淡"，今据《素问·至真要大论》篇及《太素》卷八相关内容改动；③"肝主胆客"第二句"丈夫㿉疝苦腰疼"，"㿉"原文作"溃"，"㿉疝"作为病名，出自《灵枢·经脉》等篇，系《内经》所载七疝之一，据此而改。

第八节　玉龙歌

"玉龙歌"又名"一百二十穴玉龙歌"，最早见载于元代王国瑞撰写的《扁鹊神应针灸玉龙经》（简称《玉龙经》），托名扁鹊所传，当是王氏聊以自重耳。《玉龙经》以通俗歌括著称，载有"玉龙歌""天星十一穴歌""针灸歌"等 13 首针灸歌赋，除《注解"标幽赋"》一篇外，皆为首创。

名"玉龙"者，一是强调此歌的重要应用价值，再者就是为了表示针灸的神妙。元代周仲良（王国瑞之徒）在《玉龙歌·后序》里解释："名玉龙者，盖以玉为天地之精，龙之神变极灵，此书之妙用，亦犹是也。""玉龙"之说法不一，唐代段成式的《酉阳杂俎》载："杨光欣获玉龙一枚，长一尺二寸，高五寸，雕镂精妙，不似人作。"这段记载与玉龙歌命名的涵义比较吻合。选用"玉龙"二字，可能是一取其贵；二取其 120 穴，合玉龙长一尺二寸之意。

《玉龙经》主体便是"一百二十穴玉龙歌"，包括总歌 1 首，分歌 83 首，后有"穴法歌"，提出相应 37 穴，实际是歌的结语部分。《针灸大成》和《针方六集》转载"玉龙歌"时，虽在文字上各有出入，编排次序上也有差异，但歌赋的最主要的内容即取穴和病症两个方面几乎相同，与原文对照，只是缺载了第 77～83 首歌的内容。《针灸聚英》载有"玉龙赋"，高武按语说："俗以'玉龙歌'为扁鹊所撰，盖后人依托为之者，'玉龙赋'又总辑其要旨尔。"这是一篇把长歌改写成的"赋"，其中同样没有包括第 77～83 首歌的内容。

"玉龙歌"载 120 穴，包括经穴 108 穴，奇穴 12 穴，选穴配穴规律与窦氏"流注指要赋"有极大的相关性，可见王氏父子虽非出自窦氏亲授，却对窦氏学术极为推崇。

本歌赋选自《针灸大成》。

一、歌赋

扁鹊授我玉龙歌，玉龙一试绝沉疴，

玉龙之歌真罕得，流传千载无差讹。

我今歌此玉龙诀，玉龙一百二十穴，

医者行针殊妙绝，但恐时人自差别。

补泻分明指下施，金针一刺显明医，

伛者立伸偻者起，从此名扬天下知。

中风不语最难医，发际顶门穴要知，

更向百会明补泻，实时苏醒免灾危。

鼻流清涕名鼻渊，先泻后补疾可痊，

若是头风并眼痛，上星穴内刺无偏。

头风呕吐眼昏花，穴取神庭始不瘥，

孩子慢惊何可治，印堂刺入艾还加。

头项强痛难回顾，牙疼并作一般看，

先向承浆明补泻，后针风府实时安。

偏正头风痛难医，丝竹金针亦可施，

沿皮向后透率谷，一针两穴世间稀。

偏正头风有两般，有无痰饮细推观，

若然痰饮风池刺，倘无痰饮合谷安。

口眼㖞斜最可嗟，地仓妙穴连颊车，

㖞左泻右依师正，㖞右泻左莫令斜。

不闻香臭从何治？迎香两穴可堪攻，

先补后泻分明效，一针未出气先通。

耳聋气闭痛难言，须刺翳风穴始瘥，

亦治项上生瘰疬，下针泻动即安然。

耳聋之症不闻声，痛痒蝉鸣不快情，

红肿生疮须用泻，宜从听会用针行。

偶尔失音言语难，哑门一穴两筋间，

若知浅针莫深刺，言语音和照旧安。

眉间疼痛苦难当，攒竹沿皮刺不妨，

若是眼昏皆可治，更针头维即安康。

两睛红肿痛难熬，怕日羞明心自焦，

只刺睛明鱼尾穴，太阳出血自然消。

眼痛忽然血贯睛，羞明更涩最难睁，

须得太阳针血出，不用金刀疾自平。

心血炎上两眼红，迎香穴内刺为通，

若将毒血搐出后，目内清凉始见功。

强痛脊背泻人中，挫闪腰酸亦可攻，

更有委中之一穴，腰间诸疾任君攻。

肾弱腰疼不可当，施为行止甚非常，

若知肾俞二穴处，艾火频加体自康。

环跳能治腿股风，居髎二穴认真攻，

委中毒血更出尽，愈见医科神圣功。

膝腿无力身立难，原因风湿致伤残，

倘知二市穴能灸，步履悠然渐自安。

髋骨能医两腿疼，膝头红肿不能行，

必针膝眼膝关穴，功效须臾病不生。

寒湿脚气不可熬，先针三里及阴交，

再将绝骨穴兼刺，肿痛登时立见消。

肿红腿足草鞋风，须把昆仑二穴攻，

申脉太溪如再刺，神医妙诀起疲癃。

脚背疼起丘墟穴，斜针出血实时轻，

解溪再与商丘识，补泻行针要辨明。

行步艰难疾转加，太冲二穴效堪夸，

更针三里中封穴，去病如同用手爪。

膝盖红肿鹤膝风，阳陵二穴亦堪攻，

阴陵针透尤收效，红肿全消见异功。

腕中无力痛艰难，握物难移体不安，

腕骨一针虽见效，莫将补泻等闲看。

急疼两臂气攻胸，肩井分明穴可攻，

此穴元来真气聚，补多泻少应其中。

肩背风气连臂疼，背缝二穴用针明，

五枢亦治腰间痛，得穴方知疾顿轻。

两肘拘挛筋骨连，艰难动作欠安然，

只将曲池针泻动，尺泽兼行见圣传。

肩端红肿痛难当，寒湿相争气血旺，

若向肩髃明补泻，管君多灸自安康。

筋急不开手难伸，尺泽从来要认真，

头面纵有诸样症，一针合谷效通神。

腹中气块痛难当，穴法宜向内关防，

八法有名阴维穴，腹中之疾永安康。

腹中疼痛亦难当，大陵、外关可消详，

若是胁疼并闭结，支沟奇妙效非常。

脾家之症最可怜，有寒有热两相煎，

间使二穴针泻动，热泻寒补病俱痊。

九种心痛及脾疼，上脘穴内用神针，

若还脾败中脘补，两针神效免灾侵。

痔漏之疾亦可憎，表里急重最难禁，

或痛或痒或下血，二白穴在掌中寻。

三焦热气壅上焦，口苦舌干岂易调，

针刺关冲出毒血，口生津液病俱消。

手臂红肿连腕疼，液门穴内用针明，

更将一穴名中渚，多泻中间疾自轻。

中风之症症非轻，中冲二穴可安宁，

先补后泻如无应，再刺人中立便轻。

胆寒心虚病如何？少冲二穴最功多，

刺入三分不着艾，金针用后自平和。

时行疟疾最难禁，穴法由来未审明，

若把后溪穴寻得，多加艾火实时轻。

牙疼阵阵苦相煎，穴在二间要得传，

若患翻胃并吐食，中魁奇穴莫教偏。

乳蛾之症少人医，必用金针疾始除，

如若少商出血后，实时安稳免灾危。

如今瘾疹疾多般，好手医人治亦难，

天井二穴多着艾，纵生瘰疬灸皆安。

寒痰咳嗽更兼风，列缺二穴最可攻，

先把太渊一穴泻，多加艾火即收功。

痴呆之症不堪亲，不识尊卑枉骂人，

神门独治痴呆病，转手骨开得穴真。

连日虚烦面赤妆，心中惊悸亦难当，

若须通里穴寻得，一用金针体便康。

风眩目烂最堪怜，泪出汪汪不可言，

大小骨空皆妙穴，多加艾火疾应痊。

妇人吹乳痛难消，吐血风痰稠似胶，

少泽穴内明补泻，应时神效气能调。

满身发热痛为虚，盗汗淋淋渐损躯，

须得百劳椎骨穴，金针一刺疾俱除。

忽然咳嗽腰背疼，身柱由来灸便轻，

至阳亦治黄疸病，先补后泻效分明。

肾败腰虚小便频，夜间起止苦劳神，

命门若得金针助，肾俞艾灸起遭迤。

九般痔漏最伤人，必刺承山效若神，

更有长强一穴是，呻吟大痛穴为真。

伤风不解嗽频频，久不医时劳便成，

咳嗽须针肺俞穴，痰多宜向丰隆寻。

膏肓二穴治病强，此穴原来难度量，

斯穴禁针多着艾，二十一壮亦无妨。

腠理不密咳嗽频，鼻流清涕气昏沉，

须知喷嚏风门穴，咳嗽宜加艾火深。

胆寒由是怕惊心，遗精白浊实难禁，

夜梦鬼交心俞治，白环俞治一般针。

肝家血少目昏花，宜补肝俞力便加，

更把三里频泻动，还光益血自无瘥。

脾家之症有多般，致成翻胃吐食难，

黄疸亦须寻腕骨，金针必定夺中脘。

无汗伤寒泻复溜，汗多宜将合谷收，

若然六脉皆微细，金针一补脉还浮。

大便闭结不能通，照海分明在足中，

更把支沟来泻动，方知妙穴有神功。

小腹胀满气攻心，内庭二穴要先针，

两足有水临泣泻，无水方能病不侵。

七般疝气取大敦，穴法由来指侧间，

诸经具载三毛处，不遇师传隔万山。

传尸劳病最难医，涌泉出血免灾危，

痰多须向丰隆泻，气喘丹田亦可施。

浑身疼痛疾非常，不定穴中细审详，

有筋有骨须浅刺，灼艾临时要度量。

劳宫穴在掌中寻，满手生疮痛不禁，

心胸之病大陵泻，气攻胸腹一般针。

哮喘之症最难当，夜间不睡气遑遑，

天突妙穴宜寻得，膻中着艾便安康。

鸠尾独治五般痫，此穴须当仔细观，

若然着艾宜七壮，多则伤人针亦难。

气喘急急不可眠，何当日夜苦忧煎，

若得璇玑针泻动，更取气海自安然。

肾强疝气发甚频，气上攻心似死人，

关元兼刺大敦穴，此法亲传始得真。

水病之疾最难熬，腹满虚胀不肯消，

先灸水分并水道，后针三里及阴交。

肾气冲心得几时，须用金针疾自除，

若得关元并带脉，四海谁不仰明医。

赤白妇人带下难，只因虚败不能安，

中极补多宜泻少，灼艾还须着意看。

吼喘之症嗽痰多，若用金针疾自和，

俞府乳根一样刺，气喘风痰渐渐磨。

伤寒过经尤未解，须向期门穴上针，

忽然气喘攻胸膈，三里泻多须用心。

脾泄之症别无他，天枢二穴刺休瘥，

此是五脏脾虚疾，艾火多添病不加。

口臭之疾最可憎，劳心只为苦多情，

大陵穴内人中泻，心得清凉气自平。

穴法深浅在指中，治病须臾显妙功，

劝君要治诸般疾，何不当初记玉龙。

二、按要

"穴法相应，主次配伍"是王国瑞的针灸学术思想之一。在"玉龙歌"中，有将类似作用的腧穴编在同一首歌里，如地仓与颊车同用，治疗口眼喝斜；神庭与印堂同用，治疗头风眼花等，均含有应合的意义。也有歌里是单穴主治，在注中注明应穴，如痴呆症取神门，注中提出应穴是后溪；眼痛取太阳，注中的应穴是睛明等。从总体看，所说应穴实际已不止 37 组。王氏从窦氏赋中用穴编成歌者有 13 首之多，这不是简单的改编，而是有所发展，将其组合应用或加入新的主治等。特别是"通玄指要赋"的 43 穴，大部被采用，未载于其中的仅有手三里、太白、然谷、阴谷、头临泣、行间 6 穴。

"玉龙歌"中除经穴外，还注重奇穴的应用。"玉龙歌"中所用的奇穴，除了窦氏"通玄指要赋"中提到的髋骨、吕细二穴外，还有印堂、中魁、太阳、内迎香、大小骨空、二白、胛缝、阁（阑）门及不定穴，"奇穴"这一名称也是见于此歌，"翻呕不禁兼吐食，中魁奇穴试看看。"目前很多奇穴已被列为经穴，"玉龙歌"中的"百劳"，实际即大椎，"顶门"即囟会，"鱼尾"即瞳子髎，均归属经穴。王国瑞善于用奇穴治病，"穴法相应"中载有 9 组经穴和奇穴相应的配方。如盗汗：百劳应肺俞；眉目间痛：攒竹应太阳；肩肿痛：肩髃应髋骨；目热：内迎香应合谷；时疫疟疾：后溪应百劳；疟疾：间使应百劳；目病隐涩：太阳应合谷、睛明；腿痛：髋骨应风市，髋骨应曲池。奇穴对某些病证有特殊的疗效，在临床上不可忽视。

病证的虚实是针刺补泻的依据，王国瑞在临床中重视辨证论治，或补泻兼施，或先补后泻，或先泻后补，或多泻少补，或多补少泻，皆法随病施，灵活多变。如"玉龙歌"中，治疗"偏正头风"，取穴丝竹，"痛则泻，眩晕则补"；治疗"不闻香臭"，迎香穴"泻多补少"；又如治疗白带，取穴中极，"有子，先泻后补，血气攻心，先补后泻"。亦有处方由相同的腧穴组成，因症状不同而补泻有别。

王氏补泻手法的灵活运用，可概分为同穴补泻和异穴补泻。同穴补泻即对某一腧穴施用先补后泻、先泻后补的手法，如风池先补后泻、迎香泻多补少、风市多补少泻等；异穴补泻即在一组配穴中施用不同的补泻手法，如腰脊强痛，人中少泻无补，委中见血即愈（大泻）；头风痰饮，风池先补后泻，合谷看虚实补泻。这些补泻手法为后世所推崇，如杨继洲指出："阴证中风，半身不遂，拘急，手足拘挛，此是阴症也，亦依治之，但先补后泻。""疟，先热后寒：曲池（先补后泻）绝骨（先泻后补），膏肓百劳。""伤寒无汗：内庭（泻）合谷（补）复溜（泻）百劳"等。对某些穴位，须因病施用补泻。如上星，鼻渊则补，不闻香臭则泻。行间，疼痛泻之，痒麻则补。后溪，热多泻，寒多则补，等等，体现了王国瑞的辨证施术思想。

透穴刺法是"玉龙歌"里又一特色，在针刺时，受穴位局部解剖的制约，有的需要沿皮下浅刺，有的要筋骨间横透。如治头痛丝竹空透率谷，"头风头痛最难医，丝竹金针亦可施，更要沿皮透率谷，一针两穴世间稀。"王氏在《玉龙经》其他歌赋中还有：眉目间痛刺攒竹穴，"沿皮向鱼腰"，这是沿皮下浅透。治小儿惊风，刺印堂"沿皮先透左攒竹，补泻后转归原穴，透右攒竹"，属多向刺。治头风痰饮，针刺风池穴，"横针一寸，入风府"说的是横透。横透还有内关透外关、间使透支沟、阳陵透阴陵，多用在四肢部腧穴等。针刺方向的恰当运用可增强经气的激发，透刺以不同的角度、方向，由本经透向他经，引导经气，直接刺向要透之穴，加强了针刺效应，至今仍在针灸临床中应用。

另外，"玉龙歌"中关于按病之寒热虚实分别施针或艾灸或针灸并用、禁针禁灸穴位等的论述，以及飞腾八法等的应用，临床参考价值很大，值得深入研究。

第九节 胜玉歌

此歌赋为明代著名针灸医家杨继洲所作，见载于《针灸大成》，是杨继洲在家传《卫生针灸玄机秘要》上增辑而成的针灸治疗经验总结。此前有"玉龙歌"，且广为流传，只是"玉龙歌"篇幅较长，不易记诵，后人也撮其精要而缩写成"玉龙赋"。杨氏就将家传针灸治疗经验编撰成歌，对常见诸症的选穴治疗以及手法补泻等内容均有论述，自认为颇有胜过"玉龙歌"之处，故名之"胜玉歌"，表示本赋重要的价值，值得引起同道的重视。

"胜玉歌"共提及 51 种病症，主要以各部疼痛为主，其他病症也多有涉及。用穴 66 个，经穴 65 个，奇穴 1 个。

本歌赋选自《针灸大成》。

一、歌赋

胜玉歌兮不虚言，此是杨家真秘传，

或针或灸依法语，补泻迎随随手捻。

头痛眩晕百会好，心疼脾痛上脘先，

后溪鸠尾及神门，治疗五痫立便痊。

髀疼要针肩井穴，耳闭听会莫迟延。

胃冷下脘却为良，眼痛须觅清冷渊。

霍乱心疼吐痰涎，巨阙着艾便安然。

脾疼背痛中渚泻，头风眼痛上星专。

头项强急承浆保，牙腮疼紧大迎全。

行间可治膝肿病，尺泽能医筋拘挛。

若人行步苦艰难，中封太冲针便痊。

脚背痛时商丘刺，瘰疬少海天井边。

筋疼闭结支沟穴，颔肿喉闭少商前。

脾心痛急寻公孙，委中驱疗脚风缠。

泻却人中及颊车，治疗中风口吐沫。

五疟寒多热更多，间使大杼真妙穴。

经年或变劳怯者，痞满脐旁章门决。

噎气吞酸食不投，膻中七壮除膈热。

目内红痛苦皱眉，丝竹攒竹亦堪医。

若是痰涎并咳嗽，治却须当灸肺俞。

更有天突与筋缩，小儿吼闭自然疏。

两手酸疼难执物，曲池合谷共肩髃。

臂疼背痛针三里，头风头痛灸风池。

肠鸣大便时泄泻，脐旁两寸灸天枢。

诸般气症从何治，气海针之灸亦宜。

小肠气痛归来治，腰痛中空穴最奇。

腿股转酸难移步，妙穴说与后人知，

环跳风市及阴市，泻却金针病自除。

热疮臁内年年发，血海寻来可治之。

两膝无端肿如斗，膝眼三里艾当施。

两股转筋承山刺，脚气复溜不须疑。

踝跟骨痛灸昆仑，更有绝骨共丘墟。

灸罢大敦除疝气，阴交针入下胎衣。

遗精白浊心俞治，心热口臭大陵驱。

腹胀水分多得力，黄疸至阳便能离。

肝血盛兮肝俞泻，痔疾肠风长强欺。

肾败腰疼小便频，督脉两旁肾俞除。

六十六穴施应验，故成歌诀显针奇。

二、按要

"胜玉歌"作为《针灸大成》中的一篇治疗性歌赋，却也反映了杨氏对针灸辨证、手法、取穴等要素思想的精髓。

杨氏对针刺手法的论述在《针灸大成》中占了很大的篇幅，既有辑自《内经》《难经》《神应经》《医学入门》《针灸聚英》等书的手法记述，也有杨氏自编的"三衢杨氏补泻"和"经络迎随设为问答"中针刺的各种手法论述，提出了针刺"十二字分次第手法"和"下手八法"等操作要点。尤为重要的是杨氏首次提出"刺有大小"，并根据刺之大小将补泻手法分为大补大泻和平补平泻两类。所谓平补平泻，实指手法较轻、刺激量较小的补泻手法；所谓大补大泻，则是手法较重、刺激量较大的补泻手法。由于刺有大小，故其适应症和作用也各不相同。他说："有平补平泻，谓其阴阳不平而后平也。阳下之曰补，阴上之曰泻，但得内外之气调则已。有大补大泻，惟其阴阳俱有盛衰，纳针于天地部内，俱补俱泻，必使经气内外相通，上下相接，盛气乃衰。""胜玉歌"中也强调了补泻方法的应用。"或针或灸依法语，补泻迎随随手捻"，此为总则，具体运用更是比比皆是，"泻却人中及颊车，治疗中风口吐沫""环跳风市及阴市，泻却金针病自除""肝血盛兮肝俞泻，痔疾肠风长强欺"，等。

作为针灸大家，杨氏强调临证辨治要因人因症，灵活选用各种有效的治疗方法和手段，或针或灸或药，或针灸并举，或针灸药物同进，切不可拘泥于成方成法或一方一法。他告诫："人身之气，不能以恒平，而必待于调摄之技。故其致病也，既有不同，而其治之亦不容一律，故药与针灸不可缺一者也。"告诫医者不可偏废药物治疗。独具特色的灸法是《针灸大成》极为重视的诊疗方法。《针灸大成》卷八、卷九大量收录各医家的灸法和治验，博采众家之长，广集明以前灸法之大成。在此基础上，杨氏根据自身临床经验，初步建立了较为系统的艾灸操作规范，对揣穴与体位、施灸的先后、艾炷的大小、壮数的多少、点艾火、发灸疮等技术问题做了详细的论述。"胜玉歌"中虽然没有药物治疗的案例，但对或针或灸或针灸并用，多有论述，"若是痰涎并咳嗽，治却须当灸肺俞""臂疼背痛针三里，头风头痛灸风池""踝跟骨痛灸昆仑，更有绝骨共丘墟"，等等。杨氏言："故善业医者，苟能旁通其数法之原，冥会其奇正之奥，时可以针而针，时可以灸而灸，时可以补而补，时可以泻而泻。或针灸可并举，则并举之，或补泻可并行，则并行之。治法因乎人，不因乎数；变通随乎症，不随乎法；定穴主乎心，不主乎奇正之陈迹。"

杨氏注重奇穴的应用，他在"穴有奇正策"中言："圣人之定穴也，有奇有正，而惟通于奇正之外者，斯足以神济世之术。""奇穴者，则又旁通于正穴之外以随时疗症者也。"杨氏说自己考证《图经》中的奇穴共计 79 个，穴位名 22 个，且《针灸大成》卷七也专立"经外奇穴"一节，独立论述了 35 个经外奇穴的名称和主治。这 35 个奇穴名称中，有些为一名一穴（如聚泉、海泉等）、一名二穴（如内迎香、太阳等，左右各一）、一名四穴（髋骨、四缝等，左右各二）、一名八穴（如八风、鬼眼等，左右各四）、一名十六（如十宣，左右各五）。"胜玉歌"中虽然只提到膝眼一奇穴，"两膝无端肿如斗，膝眼三里艾当施"，而在卷九"治症总要""医案"中奇穴的应用就更为普遍。杨氏用奇穴并非为了猎奇，"奇也者，所以翊夫正以旁通于不测者也。""至于定穴，则自正穴之外又益之以奇穴焉。非故为此纷纷也，民之受疾不同，故所施之术或异。而要之非得已也，势也！"即奇穴是配合着经穴以起补充作用的。

如果分析"胜玉歌"中杨氏处方取穴的方法，不难发现其中循经取穴和辨证取穴为其中主要的取穴方法，包含着局部取穴、远道取穴等具体的方法。《内经》中论述的针灸处方采用循经取穴的占了绝大部分，循经取穴可说是《内经》针灸处方的核心。"宁失其穴，勿失其经，宁失其时，勿失其气"，杨氏认为正确选取腧穴固然很重要，但有效选取经络更重要，其中隐含了辨证取穴的内容。在处方时杨氏讲究取穴少而精，多为一穴、二穴、三穴，这也是他针灸理论的一大特色。细细品味"胜玉歌"中这些针灸要素的运用，对当今的针灸临床仍有极为重要的指导意义。

第十节 杂病穴法歌

此歌赋首载于《医学入门》，为明代李梴所著。本歌论述了杂病的辨证取穴、针刺深浅、补泻手法等，对内、外、妇、儿皆有涉及。从此歌的选穴规律中可以看出作者尊崇窦氏和席弘的学术思想，歌中很多语句与"标幽赋""流注通玄指要赋"和"席弘赋"相近。本歌载述的 89 个病症，88 则配穴处方，用穴 81 个。《针灸大成》《针灸逢源》等转载此歌，《针灸大成》还做了适当注解。

本歌赋选自《医学入门》。

一、歌赋

杂病随症选杂穴，仍兼原合与八法。

经络原会别论详，脏腑俞募当谨始。

根结标本理玄微，四关三部识其处。

伤寒一日刺风府，阴阳分经次第取。

汗吐下法非有他，合谷内关阴交杵。

一切风寒暑湿邪，头疼发热外关起。

头面耳目口鼻病，曲池合谷为之主。

偏正头疼左右针，列缺太渊不用补。

头风目眩项捩强，申脉金门手三里。

赤眼迎香出血奇，临泣太冲合谷侣。

耳聋临泣与金门，合谷针后听人语。

鼻塞鼻痔及鼻渊，合谷太冲随手取。

口噤㖞斜流涎多，地仓颊车仍可举。

口舌生疮舌下窍，三棱刺血非粗卤。

舌裂出血寻内关，太冲阴交走上部。

舌上生胎合谷当，手三里治舌风舞。

牙风面肿颊车神，合谷临泣泻不数。

二陵二跷与二交，头项手足互相与。

两井两商二三间，手上诸风得其所。

手指连肩相引疼，合谷太冲能救苦。

手三里治肩连脐，脊间心后称中渚。

冷嗽只宜补合谷，三阴交泻实时住。

霍乱中脘可入深，三里内庭泻几许。

心痛翻胃刺劳宫，寒者少泽细手指。

心痛手战少海求，若要除根阴市睹，

太渊列缺穴相连，能祛气痛刺两乳。

胁痛只须阳陵泉，腹痛公孙内关尔。

疟疾素问分各经，危氏刺指舌红紫。

痢疾合谷三里宜，甚者必须兼中膂。

心胸痞满阴陵泉，针到承山饮食美，

泄泻肚腹诸般疾，三里内庭功无比。

水肿水分与复溜，胀满中脘三里揣。

腰痛环跳委中神，若连背痛昆仑武。

腰连腿疼腕骨升，三里降下随拜跪。

腰连脚痛怎生医？环跳行间与风市。

脚膝诸痛羡行间，三里申脉金门侈。

脚若转筋眼发花，然谷承山法自古。

两足难移先悬钟，条口后针能步履。

两足酸麻补太溪，仆参内庭盘跟楚。

脚连胁腋痛难当，环跳阳陵泉内杵。

冷风湿痹针环跳，阳陵三里烧针尾。

七疝大敦与太冲，五淋血海通男妇。

大便虚秘补支沟，泻足三里效可拟。

热秘气秘先长强，大敦阳陵堪调护。

小便不通阴陵泉，三里泻下溺如注。

内伤食积针三里，璇玑相应块亦消。

脾病气血先合谷，后刺三阴针用烧。

一切内伤内关穴，痰火积块退烦潮。

吐血尺泽功无比，衄血上星与禾髎。

喘急列缺足三里，呕噎阴交不可饶。

劳宫能治五般痫，更刺涌泉疾若挑。

神门专治心痴呆，人中间使祛癫妖。

尸厥百会一穴美，更针隐白效昭昭。

妇人通经泻合谷，三里至阴催孕妊。

死胎阴交不可缓，胞衣照海内关寻。

小儿惊风少商穴，人中涌泉泻莫深。

痈疽初起审其穴，只刺阳经不刺阴。

伤寒流注分手足，太冲内庭可浮沉。

熟此筌蹄手要活，得后方可度金针。

又有一言真秘诀，上补下泻值千金。

二、按要

李梴对针灸有独特的见解，他所创的"南丰李氏补泻"对后世影响较大。例如李梴创立了以针芒方向为主的"迎随补泻法"，结合了经脉阴阳、循行起止、午前午后、男女性别、捻转方向等多元阴阳概念，是明代诸多复合补泻手法中最为繁复的一种。"手上阳进阴退，足上阳退阴进，合六经起止故也。凡针起穴，针芒向上，气顺行之道。凡针止穴，针芒向下，气所止之处。左外右内，令气上行，右外左内，令气下行。或问午前补泻，与午后相反，男子补泻，与女人相反。盖以男子之气，早在上而晚在下，女人之气，早在下而晚在上，男女上下，平腰分之故也。""病者左手阳经，以医者右手大指进前，呼之为随，退后吸之为迎……病者左足阴经，以医者右手大指进前呼之为随，退后吸之为迎。"总地来说，李氏还是遵循"补则从卫取气，宜轻浅而针，从其卫气随之于后，而济益其虚也。泻则从营弃置其气，宜重深而刺，取其荣气迎之于前，而泻夺其实也"等原则进行补泻的，李氏的补泻方法在"杂病穴法歌"多有体现。

"杂病穴法歌"最为有特点的就是"上补下泻"的应用，所谓"又有一言真秘诀，上补下泻值千金"，道出了李氏此歌中用穴、用法的真谛。

"上补下泻"法中的上与下的含义，主要包含着标本、根结的内涵。"根结标本理玄微，四关三部识其处"，可见标本根结之重要性。根据《素向》标本根结理论，六经标部、结部在头面胸腹，位置高而在上；本部、根部在四肢肘膝以远，位置低而在下。上与下是指经气活动的两极和内外相应的关系。《灵枢·本输》篇指出："六腑皆出足之三阳，上合于手者也。"也是说明手三阳经所属的大肠、小肠、三焦之气，皆禀受于足三阳经，并与本经经脉之气相合而作用于标部、结部的关系。据此，可知四肢远道穴是调整经气的主要刺激部位。就手经与足经相对而言，足经尤居重要地位。"杂病穴法歌"81个用穴，其中属头面胸腹的腧穴仅 7 个，大量地是应用了本部、根部穴，如下合穴和五输穴等。在歌诀中明确注明下部穴用泻法的有 18 处之多，如治鼻渊取合谷、太冲，均用泻法。治小便不通，取阴陵泉、足三里，俱泻。治腰腿疼，补腕骨，泻足三里等，均反映了李氏"上补下泻"刺法经验。

针刺补泻是通过腧穴的特性和手法的运用来产生治疗效应的。在元明时期的不少针灸医家，将针刺补泻手法与腧穴的性能结合起来，创立了在一组处方中的不同穴位，分别施用补或泻的手法，即一穴用补法，另一穴用泻法的"异穴分施补泻"的方法，以提高治疗效果，从而也使针灸辨证论治更具有灵活性，李梴的"上补下泻法"确属独特见解。"杂病穴法歌"中治大便秘结，取上部支沟穴用补法，下部足三里穴用泻法；治冷嗽补上部穴合谷、泻下部穴三阴交等。上下的概念是相对的，出来经典的标本根结理论，也可引申为：以手经和足经而言，手经诸穴属上而足经诸穴属下；以病灶局部与远端穴而言，则局部穴为上，远道穴为下。补手部穴、泻足部穴，补病灶局部穴、泻远端穴，等，均属"上补下泻"法的应用。

李氏还提出了与上补下泻刺法相关的取穴有主穴、应穴之分和刺有先后的问题。李氏认为："取者，左取右，右取左，手取足，足取头，头取手足三阳，胸腹取手足三阴，以不病者为主，病者为应……先下主针，后下应针，主针气已行，而针应针。"其意是指病灶局部或邻近所取的穴位为"应穴"，不病部位的远道或相对应部位取穴为"主穴"。针刺时应先针主穴，后针应穴。关于针刺先后次序的问题，《灵枢·周痹》篇有言："病从下上者，先刺其上以过之，后刺其下以脱之。"张景岳注云："过之，去之之谓。脱者，拔绝之谓。"李氏的刺其下而又行泻法，正乃拔绝之法，这是指痹症的走窜疼痛的治法。对于整体性病型的一些疾患来说，《灵枢·刺节真邪论》有"上寒下热……推而上之""上热下寒，引而下之"之说，系分别按上虚下实之病，先针其下，后针其上，以推送气血上行。上实下虚之疾，先针其上，后刺其下，以引导气血下降的方法针治。在针灸临床上，上病取下者，大多为头痛、齿痛、胸腹胀痛等偏实热的病症，故先取下而重泻之的"上补下泻"刺法，是十分符合辨证论治原则的。

第十一节　杂病十一穴歌

　　此歌赋见载于《针灸聚英》，篇名言"十一穴"，歌内用穴 56 穴次，除去重复者，共用经穴 29 穴，叙述了头痛、牙痛、耳聋、肩肘痛、汗证、中风、伤寒结胸、瘫痪、疟疾、神倦乏力、腰膝痛等 11 症的针灸取穴。查考歌赋内容，《针灸大全》中有"治病十一证歌"，本歌与其内容相同，而后来的《针灸大成》《针方六集》等书也载录此歌，歌名亦为"杂病十一穴歌"。《针灸集书》断言此篇即"马丹阳天星十一穴并治病杂病歌"篇中的一部分，比较后发现此歌赋与"马丹阳天星十一穴并治病杂病歌"存在较大差异，似不应视为一首，反而内容多涉及窦氏针法。

　　本歌赋选自《针灸聚英》。

一、歌赋

攒竹丝空主头疼，偏正皆宜向此针，
更去大都除泻动，风池针刺三分深。
曲池合谷先针泻，永与除疴病不侵，
依此下针无不应，管教随手便安宁。
头风头痛与牙疼，合谷三间两穴寻，
更向大都针眼痛，太渊穴内用针行。
牙疼三分针吕细，齿痛依前指上明，

更推大都左之右，交互相迎仔细迎。

听会兼之与听宫，七分针泻耳中聋，

耳门又泻三分许，更加七壮灸听宫。

大肠经内将针泻，曲池合谷七分中，

医者若能明此理，针下之时便见功。

肩背并和肩膊痛，曲池合谷七分深，

未愈尺泽加一寸，更于三间次第行。

各入七分于穴内，少风二府刺心经，

穴内浅深依法用，当时瘰疾两之轻。

咽喉以下至于脐，胃脘之中百病危，

心气痛时胸结硬，伤寒呕哕闷涎随。

列缺下针三分许，三分针泻到风池，

二指三间并三里，中冲还刺五分依。

汗出难来到腕骨，五分针泻要君知，

鱼际经渠并通里，一分针泻汗淋漓。

二指三间及三里，大指各刺五分宜，

汗至如若通遍体，有人明此是良医。

四肢无力中邪风，眼涩难开百病攻，

精神昏倦多不语，风池合谷用针通。

两手三间随后泻，三里兼之与太冲，

各入五分于穴内，迎随得法有奇功。

风池手足指诸间，右瘫偏风左曰痪，

各刺五分随后泻，更灸七壮便身安。

三里阴交行气泻，一寸三分量病看，

每穴又加三七壮，自然瘫痪即时安。

肘痛将针刺曲池，经渠合谷共相宜，

五分针刺于二穴，疟病缠身便得离。

未愈更加三间刺，五分深刺莫忧疑，

又兼气痛憎寒热，间使行针莫用迟。

腿胯腰疼痞气攻，髋骨穴内七分穷，

更针风市兼三里，一寸三分补泻同。

又去阴交泻一寸，行间仍刺五分中，

刚柔进退随呼吸，去疾除病捻指工（功）。

肘膝疼时刺曲池，进针一寸是相宜，

左病针右右针左，依此三分泻气奇。

膝痛三寸针犊鼻，三里阴交要七次，

但能仔细寻其理，劫病之功在片时。

二、按要

本歌赋第一段阐述了偏正头痛的针灸治疗。取穴共涉及攒竹、丝竹空、大都、风池、曲池、合谷6穴，采用了局部取穴和辨证取穴相结合的方法。头痛的病因多与肝风、湿邪、热邪等有关，除攒竹、丝竹空等局部用穴外，其他穴位均与致病之因、之果以及经络循行等有关。

第二段阐述了头风、头痛与牙疼的针灸取穴，共涉及合谷、三间、大都、太渊、吕细5穴，以循经取穴和辨证取穴为主。吕细为太溪之别称，出《针灸聚英》。《扁鹊神应针灸玉龙经》又有言："吕细，在足内踝骨肉下陷中，针三分。"据此，有疑吕细为照海穴者。歌中强调了针法的应用，特别是缪刺刺法的运用。

第三段是关于耳聋的针治。取用听会、听宫、耳门、曲池、合谷5穴，采用局部与循经取穴方法，涉及针刺补泻、灸法、刺之深浅等内容。从所论及针刺方法来看，所述耳聋当以实证为主，故手法多以泻法。

第四段论述了肩背疼痛等证。取用曲池、合谷、尺泽、三间、少府、风府6穴，以循经取穴和辨证取穴为主，盖其目的在于去其病邪、通其经络。

第五段论述了伤寒结胸及心痹等疾病的针灸证治。取用了列缺、风池、三间、足三里、中冲5穴。结胸病症出于《伤寒论》，指邪气结于胸中的病症，主要症状有两类：一类为胸胁部有触痛，头项强硬，发热有汗，脉寸浮关沉等；一类为从心窝到少腹硬满而痛，拒按，大便秘结，口舌干燥而渴，午后稍有潮热，脉沉结等。《圣济总录》言："伤寒病发于阳，下之早，邪毒之气，结聚于胸膈，故名结胸，其证心下坚硬。"本病属于急危之疾，故取穴时兼顾了症与证的处理，对症与辨证相结合。

第六段论述了汗证的针治，主要为"汗闭"一证。取用腕骨、鱼际、经渠、通里、三间、足三里6穴。中医认为"汗为心液"，汗出异常多从心经以及相表里的小肠经证治，故汗证治疗时多取用心经、小肠经之穴位，更有复溜、合谷不同补泻法治疗汗证的经典论述。

第七段论述了中风疾病的针灸治疗。取用风池、合谷、三间、足三里、太冲 5 穴，辨证取穴为主。中医认为中风之因在于内因，故其风多来源于内风，以肝阳上亢、肝风内动为主要表现，故取穴时既以太冲平息肝风，又以风池疏解风邪，防备外风侵入，更以足三里培补正元，使风自息。在手法上主要采用迎随之法，"迎随得法有奇功"。

第八段主要论述了中风后瘫痪症状的处理，取用风池、足三里、三阴交等经穴，以补正复原为主。"手足指诸间"当指八风、八邪经外奇穴，以恢复手足功能为主，除针刺外，加用灸法，更体现了针灸并用、效若鼓桴的临床实际结果。

第九段阐述了肘痛、疟疾等疾病的针灸治疗，前者取曲池，配经渠、合谷，有局部取穴和辨证取穴的蕴意。后者用经渠、合谷、三间、间使，既有辨证取穴的含义，又有特殊取穴去内涵，古往今来，间使作为截疟要穴，几乎出现在所有针灸治疗疟疾的文献中。

第十段介绍了腿胯腰疼的针灸治疗，取用髋骨、风市、足三里、三阴交、行间 5 穴，尤其强调针刺手法，所谓"刚柔进退随呼吸，去疾除病捻指功"，针灸对这类疾病的疗效，全凭手下感觉，下得功夫即能全效。关于髋骨穴，一言环跳穴之别称，出自《针方六集》；一言经外奇穴，出自《扁鹊神应针灸玉龙经》，在膝盖上一寸，梁丘穴两旁各一寸五分，左右共 4 穴。从本段歌赋所描述的内容来看，髋骨穴在此似作"环跳"穴解更为符合医理。

第十一段论述了肘膝关节疼痛的针治。曲池、犊鼻为其局部取穴,足三里、三阴交为其辨证取穴或远道取穴,且论及了进针深度及补泻要诀。

由上,本歌赋主要论述 11 种病症的针灸治疗,主要包括取穴、针刺深浅、手法等内容,从中不难看出,除局部用穴外,取穴多采用四肢部位等远道穴位,易于取穴,易于操作,配伍机制严谨、少而精,颇适合临床实践应用。

第十二节　席弘赋

　　此歌赋首见于《针灸大全》，后世医家《凌门传授铜人指穴》《杨敬斋针灸全书》《针灸聚英》《针灸大成》《针方六集》《类经图翼》《针灸逢源》《古今医统大全》等皆有转载。

　　"席弘赋"是明代的针灸家席弘针灸治病的经验的实验录，故名为"席弘赋"。席弘，字弘远，号梓桑君，江西临川席坊人，南宋时期的针灸名家。注重针刺补泻手法，是捻转补泻手法的倡导者，又重视穴法。《针灸聚英》载："席弘，江西人，家世以针灸相传者。"席弘家传针灸十二代，至明朝传至第十代时，传子之外又传徒陈宏刚（陈会）、刘瑾，从此席弘针灸派开枝散叶，《神应经》即是此时面世。《神应经》中有"梓桑君针道传宗图"，详细地记载了席弘派针道传承情况，言席弘"字弘远，先世世为明堂之官，宋高宗时随龙南渡，遂家临川之席坊云。"针灸歌赋"席弘赋"是席弘学术思想的代表作，系由席弘门徒根据席弘学术思想补辑或编写而成。内容包括各种病症的取穴及补泻手法，提出了约 57 个病症，选用了 59 穴，反映了元明时期针灸治疗的特点。

　　本歌赋选自《针灸大全》。

一、歌赋

　　　　凡欲行针须审穴，要明补泻迎随诀，

胸背左右不相同，呼吸阴阳男女别。

气刺两乳求太渊，未应之时泻列缺。

列缺头痛及偏正，重泻太渊无不应。

耳聋气痞听会针，迎香穴泻功如神。

谁知天突治喉风，虚喘须寻三里中。

手连肩脊痛难忍，合谷针时要太冲。

曲池两手不如意，合谷下针宜仔细。

心疼手颤少海间，若要除根觅阴市。

但患伤寒两耳聋，金门听会疾如风。

五般肘痛寻尺泽，太渊针后却收功。

手足上下针三里，食癖气块凭此取。

鸠尾能治五般痫，若下涌泉人不死。

胃中有积刺璇玑，三里功多人不知。

阴陵泉治心胸满，针到承山饮食思。

大杼若连长强寻，小肠气痛即行针。

委中专治腰间痛，脚膝肿时寻至阴。

气滞腰疼不能立，横骨大都宜救急。

气海专能治五淋，更针三里随呼吸。

期门穴主伤寒患，六日过经尤未汗。

但向乳根二肋间，又治妇人生产难。

耳内蝉鸣腰欲折，膝下明存三里穴。

若能补泻五会间，且莫向人容易说。

睛明治眼未效时，合谷光明安可缺。

人中治癫功最高，十三鬼穴不须饶。

水肿水分兼气海，皮内随针气自消。

冷嗽先宜补合谷，却须针泻三阴交。

牙疼腰痛并咽痹，二间阳溪疾怎逃。

更有三间肾俞妙，善除肩背浮风劳。

若针肩井须三里，不刺之时气未调。

最是阳陵泉一穴，膝间疼痛用针烧，

委中腰痛脚挛急，取得其经血自调。

脚痛膝肿针三里，悬钟二陵三阴交。

更向太冲须引气，指头麻木自轻飘。

转筋目眩针鱼腹，承山昆仑立便消。

肚疼须是公孙妙，内关相应必然瘳。

冷风冷痹疾难愈，环跳腰间针与烧。

风府风池寻得到，伤寒百病一时消。

阳明二日寻风府，呕吐还须上脘疗。

妇人心痛心俞穴，男子痃癖三里高。

小便不禁关元好，大便闭涩大敦烧。

髋骨腿疼三里泻，复溜气滞便离腰。

从来风府最难针，却用功夫度浅深。

倘若膀胱气未散，更宜三里穴中寻。

若是七疝小腹痛，照海阴交曲泉针。

又不应时求气海，关元同泻效如神。

小肠气撮痛连脐，速泻阴交莫在迟。

良久涌泉针取气，此中玄妙少人知。

小儿脱肛患多时，先灸百会次鸠尾。

久患伤寒肩背痛，但针中渚得其宜。

肩上痛连脐不休，手中三里便须求。

下针麻重即须泻，得气之时不用留。

腰连胯痛急必大，便于三里攻其隘。

下针一泻三补之，气上攻噎只管在。

噎不住时气海灸，定泻一时立便瘥。

补自卯南转针高，泻从卯北莫辞劳。

遍针泻气令须吸，若补随呼气自调。

左右拈针寻子午，抽针行气自迢迢。

用针补泻分明说，更用搜穷本与标。

咽喉最急先百会，太冲照海及阴交。

学者潜心宜熟读，席弘治病名最高。

二、按要

　　"席弘赋"开宗明义："凡欲行针须审穴，要明补泻迎随决，胸背左右不相同，呼吸阴阳男女别。"席弘在赋的一开始便向我们高度概括了在针灸施术时应该辨证求本，依法施术的治疗准则。《灵枢·官能》篇中就有"用针之服，必有法则"的辨证施术说法，针灸的发展从战国时期到南宋，虽然没有看到对"辨证施治"这一概念的具体描述，但在各朝各代用辨证施治的原则来指导针灸临床的实例却屡见不鲜。"席弘赋"开篇就给我们一个大的辨证求本的指导方针，针灸临床的施术应该从审穴、补泻、迎随、胸背、左右、呼吸、阴阳、男女等方面入手。

历代医家中不乏有对针灸操作颇有研究的，《内经》中就有《灵枢·九针十二原》《灵枢·官能》和《素问·离合真邪论》等3篇专门论述针灸操作、补泻。席氏在"席弘赋"中综合补泻针法，将呼吸、迎随补泻结合男女、阴阳、左右发展为复式补泻，还创造了"平补平泻"。如"如患赤目等疾，明见其邪热所致，可专行泻法，其余诸疾，只宜平补平泻，须先泻后补，谓之先泻其邪，后补真气，此乃先师不传之秘诀也"，是席氏先泻后补法，先令邪去，再补其正气，使阴阳得以平衡。"胸满血膨有积块、霍乱肠鸣、善噎"，取期门穴"向外刺二寸，不补不泻"，则是席氏的"不补不泻"刺法，一般用于祛除实邪。

席氏流派还注重捻转补泻、子午补泻。"席弘赋"谓："补自卯南转针高，泻从卯北莫辞劳，逼针泻气令须吸，若补随呼气自调，左右捻针寻子午，抽气行气自迢迢。"席氏将左右捻转与子午、顺逆、呼吸、龙虎、阴阳等结合起来，捻转补泻法中，拇指向前，食指向后，针体从卯东位向南转的方法为补法；拇指后退，食指向前，针体从卯东位向北转的方法为泻法。吸气时将针推进，是呼吸补泻的泻法进针法；随着呼气时进针，是呼吸补泻法的补法进针法。

席氏在治疗疾病时非常重视调理脾胃和补元气。在"席弘赋"中有 11 次选用足三里穴来进行治疗，其用足三里来主治的病证不仅有脾胃虚弱不足之证，更有许多是其他脏腑不足之证以及实证。他把这种思想落实到了针灸的具体治疗之中。如治疗脾胃病"胃中有积刺璇玑，三里功多人不知"，又如"倘若膀胱气未散，更宜三里穴中寻"，又如治疗感受风寒湿之"脚痛膝肿针三里"，席氏通过调理后天来补益先天。赋中"虚喘须寻三里中"，是指肾虚不纳气呼吸短促则喘甚的病证，可取足三里调理脾胃使气血生化有源，补后天以充养先天，肾气足则虚喘愈。赋中除了大量运用三里穴调理脾胃外，还特别注重针刺关元、气海穴强正气和元气。如"水肿水分兼气海，皮内随针气自消""小便不禁关元好"。这种重正气，强后天的思想为后世医家临床实践提供了宝贵的经验。

"席弘赋"中共论述病症 57 种，所用腧穴共计 59 穴，分别从局部取穴与循经取穴相结合、重视五输穴和俞募穴、擅用经脉起止穴、总结推广经验效穴等方面出发，在头面、咽喉、胸背等疾病方面为后世针灸治病留下了宝贵资料。

第十三节　标幽赋

　　此歌赋首见于《针经指南》，原题为"针经标幽赋"，是金元时期针灸大家窦汉卿的代表作，其文旨在将幽冥晦涩、深奥难明的针灸理论，用歌赋的形式表达，故名"标幽赋"。该赋不分卷，赋中不少文句与金代阎明广《子午流注针经》所载何若愚"流注指微针赋"及阎氏注文相同或相近，因此该赋系发挥阎注"流注指微针赋"之作。赋名中"针经"除《针经指南》之"针经"外，亦有《子午流注针经》之"针经"之意。

　　窦汉卿，名杰，字汉卿，生于金承安元年（1196年），卒于元至元十七年（1280年），广平肥乡（今河北肥乡）人。早年师承王翁、李浩，犹喜针灸，针法娴熟，金元时期著名针灸家。窦汉卿晚年从政，历任元世祖时昭文馆大学士、太师等职，故又有"窦太师"之称，累封魏国公，谥号文贞。《元史》中记载："帝（忽必烈）尝谓侍臣曰：朕求贤三十年，惟得窦汉卿及李俊民二人。如窦汉卿之心，姚公茂之才，合而为一，斯可谓全人矣。"可见窦汉卿品行之高尚。

　　《针经指南》初刊于1295年，主要内容"标幽赋""通玄指要赋"，以及有关经络循行、脏腑气血、流注八穴、补泻手法与禁忌等论述，全面体现了窦汉卿的针灸学术思想。"标幽赋"以赋行文，通俗易懂，对金元时期针书写作的影响极大，此后注解者颇多，多以"标幽赋"称谓该赋。王国瑞、徐凤、高武、杨继洲、吴昆及清代李学川等人皆为此赋作过注解，现存最早的注本为元代王国瑞《扁鹊神应针灸玉龙经》中"注解'标幽赋'"，当是王国瑞之父王开"重注标幽赋"原本。

本歌赋选自《针经指南》。

一、歌赋

拯救之法，妙用者针。察岁时于天道，定形气于余心。春夏瘦而刺浅，秋冬肥而刺深。不穷经络阴阳，多逢刺禁；既论脏腑虚实，须向经寻。

原夫起自中焦，水初下漏。太阴为始，至厥阴而方终；穴出云门，抵期门而最后。正经十二，别络走三百余支；正侧仰伏，气血有六百余候。手足三阳，手走头而头走足；手足三阴，足走腹而胸走手。要识迎随，须明逆顺。

况夫阴阳气血，多少为最。厥阴太阳，少气多血；太阴少阴，少血多气。而又气多血少者，少阳之分；气盛血多者，阳明之位。先详多少之宜，次察应至之气。轻滑慢而未来，沉涩紧而已至。既至也，量寒热而留疾；未至也，据虚实而候气。气之至也，如鱼吞钩饵之沉浮；气未至也，如闲处幽堂之深邃。气速至而速效，气迟至而不治。

观夫九针之法，毫针最微，七星上应，众穴主持。本形金也，有蠲邪扶正之道；短长水也，有决凝开滞之机。定刺象木，或斜或正；口藏比火，进阳补羸。循机扪塞以象土，实应五行而可知。然是三寸六分，包含妙理；虽细桢于毫发，同贯多歧。可平五脏之寒热，能调六腑之虚实。拘挛闭塞，遣八邪而去矣；寒热痹痛，开四关而已之。

凡刺者，使本神朝而后入；既刺也，使本神定而气随。神不朝而勿刺，神已定而可施。定脚处，取气血为主意；下手处，认水木是根基。天地人三才也，涌泉同璇玑百会；上中下三部也，大包与天枢地机。阳跷阳维并督带，主肩背腰腿在表之病；阴跷阴维任冲脉，去心腹胁肋在里之疑。二陵二跷二交，似续而交五大；两间两商两井，相依而别两支。

大抵取穴之法，必有分寸，先审自意，次观肉分。或伸屈而得之，或平直而安定。在阳部筋骨之侧，陷下为真；在阴分郄腘之间，动脉相应。取五穴用一穴而必端，取三经用一经而可正。头部与肩部详分，督脉与任脉易定。

明标与本，论刺深刺浅之经；住痛移疼，取相交相贯之径。岂不闻脏腑病，而求门海俞募之微；经络滞，而求原别交会之道。更穷四根三结，依标本而刺无不痊；但用八法五门，分主客而针无不效。八脉始终连八会，本是纪纲；十二经络十二原，是为枢要。一日取六十六穴之法，方见幽微；一时取一十二经之原，始知要妙。

原夫补泻之法，非呼吸而在手指；速效之功，要交正而识本经。交经缪刺，左有病而右畔取；泻络远针，头有病而脚上针。巨刺与缪刺各异，微针与妙刺相通。观部分而知经络之虚实，视沉浮而辨脏腑之寒温。且夫先令针耀，而虑针损；次藏口内，而欲针温。左手重而多按，欲令气散；右手轻而徐入，不痛之因。空心恐怯，直立侧而多晕；背目沉掐，坐卧平而没昏。推于十干十变，知孔穴之开阖；论其五行五脏，察日时之旺衰。伏如横弩，应若发机。阴交阳别而定血晕，阴跷、阳维而下胎衣。痹厥偏枯，迎随俾经络接续；漏崩带下，温补使气血依归。静以久留，停针待之。必准者，取照海治喉中之闭塞，端的处，用大钟治心内之呆痴。大抵疼痛实泻，痒麻虚补。体重节痛而俞居，心下痞满而井主。心胀咽痛，针太冲而必除；脾冷胃疼，泻公孙而立愈。胸满腹痛刺内关，胁疼肋痛针飞虎。筋挛骨痛而补魂门，体热劳嗽而泻魄户。头风头痛，刺申脉与金门；眼痒眼疼，泻光明于地五。泻阴郄止盗汗，治小儿骨蒸；刺偏历利小便，医大人水蛊。中风环跳而宜刺，虚损天枢而可取。由是午前卯后，太阴生而疾温；离左酉南，月朔死而速冷。循扪弹怒，留吸母而坚长；爪下伸提，疾呼子而嘘短。动退空歇，迎夺右而泻凉；推内进搓，随济左而补暖。慎之者，戒之也。此言有危笃之疾，必观其形色，更察其脉若相反者，莫与用针，望不补而晦不泻，弦不夺而朔不济。精其心而穷其法，无灸艾而坏其皮；正其理而求其原，免投针而失其位。避灸处而加四肢，四十有九；禁刺处而除六俞，二十有二。

抑又闻高皇抱疾未瘥，李氏刺巨阙而后苏；太子暴死为厥，越人针维会而复醒。肩井曲池，甄权刺臂痛而复射；悬钟环跳，华佗刺足而立行。秋夫针腰俞而鬼免沉，王纂针交俞而妖精立出。取肝俞与命门，使瞽士视秋毫之末；刺少阳与交别，俾聋夫听夏蚋之声。嗟夫！去圣逾远，此道渐坠。或不得意而散其学，或恣其能而犯禁忌。愚庸智浅，难契于玄言，至道渊深，得之者有几？偶述斯言，不敢示诸明达者焉，庶几乎童蒙之心启。

二、按要

"标幽赋"重点论述了针刺基础理论、经络腧穴，同时又特别重视临床应用，对取穴、配穴、针刺禁忌、针刺时机选择、施术注意事项、针灸临床处方等问题都有相关阐述，并详细记录了某些经典临床医案，由浅入深，使针灸理论与临床实践紧密结合起来。

"标幽赋"特别重视特定穴的使用。赋云"岂不闻脏腑病，而求门、海、俞、募之微；经络滞，而求原、别、交、会之道"，文中提到的特定穴有八脉交会穴、八会穴、交会穴、五腧穴、原穴、络穴、俞穴、募穴、郄穴 9 种，记载的针灸处方也基本出自特定穴的配方。如八脉交会穴："八脉始终连八会，本是纪纲。"

八脉交会穴分布于四肢腕踝关节上下，与十二经脉相交，对十二经脉气血有调节作用。八脉交会穴为公孙和内关、足临泣和外关、后溪和申脉、列缺和照海。公孙和内关、列缺和照海两组 4 个腧穴均为阴经穴位，主治咽、喉、胸、腹等里证；足临泣和外关、后溪和申脉两组 4 个腧穴均为阳经经穴，临床上主要用于治疗全身肢体的表证。如列缺主治咽喉部疼痛，内关主治心悸胸闷等症状，后溪可用于治疗腰部疼痛、落枕等同属于督脉的痛证等。

窦氏非常注重手法的补泻应用，所以"标幽赋"中明确提出"原夫补泻之法，非呼吸而在手指"。具体补泻手法如"循扪弹弩，留吸母而坚长；爪下伸提，疾呼子而嘘短"，其中包括循、扪、弹、捻、进、退、出、内、弩、搓、爪切、伸、提等指法，概括地说，有提插、呼吸、捻转补泻 3 种。如根据针体在穴位内捻转的方向为补泻依据，拇指向前针身左转为补，拇指向后右转为泻；重插轻提为补，轻插重提为泻；呼入吸出为补，吸入呼出为泻等。在这些单式补泻手法的基础上，窦氏提出了凉热补泻的操作要领，即复式补泻手法。"动退空歇，迎夺右而泻凉；推内进搓，随济左而补暖"，这与《难经·七十八难》中提出"推而纳之是谓补，动而伸之是谓泻"相吻合。具体来说，是通过单式的捻转、提插手法，结合迎随补泻而形成的复式补泻针法。作为凉热补泻的肇始，窦氏对于后世医家的启迪颇大，如"金针赋"就据此首先提出了烧山火、透天凉的具体凉热补泻的针法操作。窦氏在本赋中还提出了时间补泻的方法，秉承"天人相应"的观点，根据人体气血盛衰与时间的关系进行取穴应用，实为气血流注之具体应用。

"标幽赋"对针刺得气的描述可谓脍炙人口，"轻滑慢而未来，沉涩紧而已至""气之至也，如鱼吞钩饵之沉浮；气未至也，如闲处幽堂之深邃。气速至而速效，气迟至而不治。"描述形象生动，至今仍为临床医生辨别针下气至与否时所遵循，当为千古绝唱。又言得气与治疗效果密切相关，"既至也，量寒热而留疾；未至也，据虚实而候气""气速至而效速，气迟至而不治。"这样的高度概括，秉承了《灵枢·九针十二原》的宗旨，即"刺之而气不至，无问其数""气至而有效，效之信，若风之吹云，明乎若见苍天。"

"标幽赋"对针灸学的贡献是多方面的，其论述既本《内经》《难经》经旨，又多有彰显、发挥，确实是一篇针灸理论和临床实践相结合的杰作，值得我们反复诵读，深入学习。

第十四节　通玄指要赋

此歌赋原名"流注通玄指要赋"，又名"流注指要赋""窦太师流注指要赋""通玄赋"，是由金元时代著名针灸医家窦汉卿所撰写。"通玄指要赋"就其内容目前首见于元代罗天益的《卫生宝鉴·十卷·针法门》，其时该赋名为"流注指要赋"，后收入《针经指南》中，该赋题名为"流注通玄指要赋"。元代杜思敬《济生拔粹》亦收载该赋，题为"窦太师流注指要赋"。至明代《针灸大全》开始，该赋始名为"通玄指要赋"。后世医家除楼英的《医学纲目》称其为"通玄赋"外，其他医家皆遵此类。

"通"，指贯通；"玄"，指深奥。目的在于将幽深隐秘，不易理解的针灸理论与临床实践相互联系，由博返约，深入浅出，达到举一反三的效果，故名"通玄指要赋"。从该赋的题记"授穴之秘者四十有三，疗疾而弗瘳者万千无一"可知，它是窦默避难于蔡邑时，遇到精通针术的名医李浩，传授给他43个秘穴，效果神验，窦默恐有遗忘，因而"辄裁八韵，赋就一篇"，于金天兴壬辰年（1232年）重九前二日编就。

本赋赋文简短，不分章节，首述针刺治疗蠲邪扶正、回阳倒阴的作用及通晓经络的重要意义，后列行步难移、脊膂强痛、呆痴、风伤项急、头晕目眩、耳闭、眼痛等47症的治疗用穴，共用腧穴40多个，除2症取2穴外，其他症皆为单穴。肘膝以下的五输穴占大多数，体现了选穴精、疗效显著的学术特点。该赋系窦默治病选穴的经验总结，丰富了金元时期针灸治疗学的内容，突出显示了窦氏针法的特色，为后世所推崇。

本歌赋录自《针经指南》。

一、歌赋

必欲治病，莫如用针。巧运神机之妙，工开圣理之深。外取砭针，能蠲邪而扶正；中含水火，善回阳而倒阴。

原夫络别支殊，经交错综，或沟池溪谷以歧异，或山海丘陵而隙共。斯流派以难揆，在条纲而有统。理繁而昧，纵补泻以何功？法捷而明，自迎随而得用。

且如行步难移，太冲最奇。人中除脊膂之强痛；神门去心性之呆痴。风伤项急，始求于风府；头晕目眩，要觅于风池。耳闭须听会而治也，眼痛则合谷以推之。胸结身黄，取涌泉而即可；脑昏目赤，泻攒竹以便宜。但见两肘之拘挛，仗曲池而平扫；四肢之懒惰，凭照海以消除。牙齿痛，吕细堪治；头项强，承浆可保。太白宣通于气冲，阴陵开通于水道。腹膨而胀，夺内庭以休迟；筋转而疼，泻承山而在早。大抵脚腕痛，昆仑解愈；股膝疼，阴市能医。痫发癫狂兮，凭后溪而疗理；疟生寒热兮，仗间使以扶持。期门罢胸满血膨而可已，劳宫退胃翻心痛亦何疑。

稽夫大敦去七疝之偏坠，王公谓此；三里却五劳之羸瘦，华佗言斯。固知腕骨祛黄，然骨泻肾，行间治膝肿目疾，尺泽去肘疼筋紧。目昏不见，二间宜取；鼻窒无闻，迎香可引。肩井除两臂难任；

丝竹疗头疼不忍。咳嗽寒痰，列缺堪治；眵矇冷泪，临泣尤准。髋骨将腿痛以祛残；肾俞把腰疼而泻尽。以见越人治尸厥于维会，随手而苏；文伯泻死胎于阴交，应针而陨。圣人于是察麻与痛，分实与虚。实则自外而入也，虚则自内而出欤！故济母而裨其不足；夺子而平其有余。观二十七之经络，一一明辨；据四百四之疾症，件件皆除。故得夭枉都无，跻斯民于寿域；几微已判，彰往古之玄书。

抑又闻心胸病，求掌后之大陵；肩背患，责肘前之三里。冷痹肾败，取足阳明之土；连脐腹痛，泻足少阴之水。脊间心后者，针中渚而立瘥；胁下肋边者，刺阳陵而即止。头项痛，拟后溪以安然；腰脚疼，在委中而已矣。夫用针之士，于此理苟能明焉，收祛邪之功，而在乎捻指。

二、按要

窦氏对腧穴的功用、主治和特性了解的十分详尽，在临证时往往是通过缜密的辨证论治精选出一个腧穴进行操作，正如"通玄指要赋"中所介绍的头面五官部、四肢部、胸腹部和肩背腰脊部等近50种疾患的针刺取穴，均是以独取一穴进行治疗，如"行步难移，太冲最奇""但见苦两肘之痉挛，仗曲池而平扫""尺泽去肘疼筋紧""肾俞把腰疼而泻尽"等等。通过对窦氏所选用的腧穴分析，不难发现多以特定穴为主，包括五输穴、原穴、络穴、俞穴、募穴、八脉交会穴等。"通玄指要赋"中介绍了31个特定穴的使用，例如选用原穴治疗脏腑疾病，窦氏认为原穴通达三焦，激发原气，调动机体的正气抗御病邪，从而调整脏腑经络的虚实病变。"心胸病，求掌后之大陵""神门去心性之呆痴"等。又倡用八脉交会穴。八脉交会穴是奇经八脉与十二正经相交通的 8 个穴位，能治奇经与正经的疾病，由窦汉卿在《针经指南》中首次提出，称之为"流注八穴"或"交经八穴"，窦氏在临床上善用此法，后也将此八穴称为"窦氏八穴"。在本赋中，也列举了八脉交会穴的临床应用，如"痫发癫狂兮，凭后溪而疗理""咳嗽寒痰，列缺堪治"等。

窦氏特别注重五输穴在针灸治疗中的重要作用。五输穴是现在临床治病最常用的穴位，效果明显，常常有针到病除的作用。赋文中对五输穴的应用方法不胜枚举，"三里却五劳之羸瘦，华佗言斯""胸结身黄，取涌泉而即可"等，无不渗透五输穴神奇的治疗功效。治病用针少而精。赋文中都是用一针来治疗疾病，针下后而应验。充分展现了丰富的临床经验和辨证能力，不是日积月累，勤于思辨怎能有如此精美妙言，后人得益如此，屡试不爽。

灵活取穴的方法，近取和循经远取、辨证取穴相结合。作者在治病上不拘一格，敢于创新和思辨。"风伤项急，始求于风府""耳闭须听会而治也""行间治膝肿目疾，尺泽去肘疼筋紧"，都是局部取穴的典范。循经选取的技法，如"人中除脊膂之强痛，神门去心性之呆痴""疟生寒热兮，仗间使以扶持"。辨证取穴，是指针对某些全身症状或疾病的病因病机而选取腧穴，这一取穴原则根据中医理论和腧穴主治功能而提出。如"且如行步难移，太冲最奇""牙齿痛，吕细堪治；头项强，承浆可保"，在赋文中比比皆是。

强调神在针灸治疗中的作用。针灸的治神有两方面含义，一方面医者治疗过程中要全神贯注，聚精会神在针上；另一方面，医者要观察患者，要其心平气和，感受针下之传感。本赋中"巧运神机之妙，工开圣理之深"，就是讲精巧的技术能调节人体的机能状态，擅长针灸的医生要把针灸的技术发扬光大。《灵枢·官能》篇言"用针之要，勿忘其神"，《素问·宝命全形论》要求"凡刺之真，必先治神"，《灵枢·九针十二原》认为"粗守形，上守神"，这些都说明了"治神"是针刺治病过程中极为重要的方法和要领。

窦氏还重视针灸在治疗疾病中的独特优势作用。赋文中"必欲治病，莫如用针"，强调了用针法的必要性，针刺法治病具有不拘时间地点、见效快、用料省等药物治病所不具备的优点。考虑到作者所处的年代，兵荒马乱，民不聊生，百姓到处逃亡，医药十分匮乏，因此针法更有了其独特的使用背景，文中"外取砭针，能蠲邪而扶正；中含水火，善回阳而倒阴"，说明了针灸能够驱邪扶正，能够调整阴阳寒热，治病神奇。

窦汉卿的"通玄指要赋"都是他和前人总结的经验，在某种意义上起到了承上启下的作用，用赋文的形式也方便了后世医者的诵读和记忆。明代针灸学家凌云（字汉章，号卧岩）所传"卧岩凌先生得效应穴针法赋"内容基本来自本赋。

第十五节 穴法相应三十七穴

此歌赋为元代针灸医家王国瑞所创，见载于《扁鹊神应针灸玉龙经》。王国瑞，婺源兰溪（今浙江兰溪）人，约生于公元13世纪末到14世纪初。其父王开从窦默学针灸二十载，尽得其传。国瑞幼从父学，子承父业，得针灸之精髓，又传其子廷玉、其孙宗泽，世受其业，成为元明之际的针灸世家。著有《扁鹊神应针灸玉龙经》（又称《针灸玉龙经》），至清代为《四库全书》收录。

《扁鹊神应针灸玉龙经》专论针灸之法，是在临床实践基础上形成的针灸专著，多以歌赋形式总结理论和实践经验，通俗易懂。正如《四库全书总目提要·扁鹊神应针灸玉龙经》所言："其中名目颇涉鄙俚，文义亦多浅近，而剖析简要，循览易明。"

"穴法相应三十七穴"列"玉龙歌"之后，论述简要，可视为"玉龙歌"之总结，当与"玉龙歌"相互参证进行分析。本歌赋虽未列病证，但内容主要论述针灸"穴法相应，主次配伍"，故将本歌赋列入本章节。

本歌赋选自《扁鹊神应针灸玉龙经》。

一、歌赋

穴法浅深随指中，砭焫尤加显妙功。劝君要治诸般疾，何不专心记玉龙。圣人授此玉龙歌，补泻分明切莫差。祖师定穴通神妙，说与良医慎重加。

承浆应风府，风池应合谷，迎香应上星，翳风应合谷，听会应合谷，哑门应人中，攒竹应太阳，太阴应合谷、睛明，内迎香应合谷，人中应委中，肾俞应委中，髋骨应风市，足三里应膏肓，肩井应足三里，阳陵泉应支沟，昆仑应命门，昆仑应行间，申脉应合谷，太冲应昆仑，髋骨应曲池，肩井应支沟，尺泽应曲池，肩髃应髋骨，间使应百劳，关冲应支沟，中渚应人中，少冲应上星，后溪应百劳，神门应后溪，通里应心俞，百劳应肺俞，膏肓应足三里，风门应列缺，照海应昆仑，鸠尾应神门，中极应白环俞，天枢应脾俞。

二、按要

"穴法"者，用穴之法则，即针刺的深浅、砭灸的运用、补泻之大小，以及配伍规律等。又有用穴与治疗疾病之间对应关系的隐含意思，即某种疾病用某组对应的穴位组合效果更好。"应"者，应和也，即所谓"同声相应"，指应穴乃对主穴有协同、增强作用的穴位。

"穴法相应三十七穴"共 37 条文，言"某穴"应"某穴"，如"承浆应风府，风池应合谷，迎香应上星，翳风应合谷"，没有主治等内容，甚为简单，但其文字后面的内容极为丰富。穴法相应 37 穴，可以理解为 37 组对穴，也就是主穴与配穴（应穴）的相互作用。王氏认为在用主穴后，必用其应穴，主应相合更能发挥穴性的作用，类似于中药的"药对"，为一种固定配伍，互相间有"相使""相佐"等的协同作用。"穴法相应三十七穴"是王氏治疗常见疾病的主应穴配方，即最简炼的针灸处方。

从歌赋列举的 37 对主应配穴来看，大多为一穴应一穴，也有一穴应二穴的，如"昆仑应命门，昆仑应行间"，包括了局部与远道、阴经穴与阳经穴、经穴与奇穴相配。

局部与远道相配可激发经气，使经脉之气上下疏通，调整虚实，达到"泻其有余，补其不足"（《灵枢·刺节真邪》）的目的，也体现了《灵枢·终始》"病在上者下取之，病在下者上取之"的用穴原则，"穴法相应三十七穴"中以此类配穴最为多见。以患病局部穴为主穴，如咳嗽：风门应列缺；耳聋：听会应合谷；脚疾：足三里应膏肓。或远道穴为主穴，如上焦热，心虚胆寒：少冲应上星；虚烦：通里应心俞；三焦邪气壅上焦：关冲应支沟。局部应远道还有：昆仑应命门，翳风应合谷，鸠尾应神门，中渚应人中，肩井应足三里，肩井应支沟，风池应合谷，膏肓应足三里，迎香应上星，肾俞应委中，阳陵泉应支沟。也有两组应穴均为远道穴，即人中应委中，申脉应合谷，等等。

在同一部位，选阴经穴和阳经穴相应，以调节阴阳气机，增强治疗效果，体现了《灵枢·终始》"病先起于阴者，先治其阴而后治其阳；病起于阳者，先治其阳而后治其阴"的应用原则。此类配穴如照海应昆仑，昆仑应行间，尺泽应曲池，神门应后溪，太冲应昆仑，中极应白环俞，承浆应风府。也可选阴阳部位的穴位相应，如天枢应脾俞，治疗脾虚泻泄；哑门应人中，治疗音哑、失语，等等。

结合"玉龙歌"中的主治病症，具体来说，王氏"穴法相应三十七穴"中的 37 对相应穴，主治范围包括了头面五官、四肢关节、胸腹腰背及寒热虚实等，其中四肢疾病 9 种，五官疾病 9 种，腰背胸腹 7 种，头面神志 4 种，寒热虚实 10 种，涉及内科、妇科、五官科等疾病，以痛症为第一位，共 14 种。王氏提倡的"穴法相应"，是王国瑞对窦氏用穴经验的发展，拓展了穴位的主治应用范围，提高了临床治疗效果。诚如其弟子周仲良所称："凡四十年，遇病则医，医必见效，信此书之道，犹玉之孚尹旁达，光焰愈久而不磨；龙之行天，施泽之无穷，变化愈神，而人莫得而测也。"其对后世的针灸处方有很大的影响。如翳风应合谷，《针灸大成》中"瘑耳有生疮，出脓水：翳风、合谷、耳门。"后溪应百劳，《针灸大成》有"热多寒少：后溪、间使、百劳、曲池；寒多热少：后溪、百劳、曲池。"

第十六节　针灸歌

此歌赋见载于《扁鹊神应针灸玉龙经》，为元代针灸医家王国瑞所创。本书首载"玉龙歌""穴法歌"，次载"注解标幽赋"，其次有"天星十一穴歌诀""六十六穴治证""人神尻神歌诀""太乙日游九宫血忌诀""十二经夫妻配合逐日按时取原法""磐石金直刺秘诀""针灸歌""灸法杂抄切要""飞腾八法"等。"针灸歌"为载述窦汉卿针治经验，收集了窦氏大量的针灸处方。

本歌赋选自《扁鹊神应针灸玉龙经》。

一、歌赋

中风瘫痪经年月，曲鬓七处艾且热；

耳聋气闭听会中，百会脱肛并泻血。

承浆暴哑口㖞斜，耳下颊车并口脱；

偏正头疼及目眩，囟会神庭最亲切。

风劳气嗽久未痊，第一椎下灸两边；

肺疼喘满难偃仰，华盖中府能安然。

喉闭失音并吐血，细寻天突宜无偏；

瘰疬当求缺盆内；紫宫吐血真秘传。

霍乱吐泻精神脱，艾灸中脘人当活；

食积脐旁取章门；气癖食关中脘穴。

脐上一寸名水分，腹胀更施手诀闭；

元气海脐心下虚，惫崩宜中真妙绝。

呕吐当先求膈俞，胁痛肝俞目翳除；

肩如反弓臂如折，曲池养老并肩髃；

泄泻注下取脐内，意舍消渴诚非虚。

气刺两乳中庭内，巨厥幽门更为最；

忽然下部发奔豚，穴号五枢宜灼艾。

肺俞魄户疗肺痿，疟灸脾俞寒热退；

膏肓二穴不易求，虚惫失精并上气。

五痔只好灸长强，肠风痔疾尤为良；

肠痛围脐四畔灸，相去寸半当酌量；

赤白带下小肠俞，咳逆期门中指长。

大敦二穴足大指，血崩血蛆宜细详；

项强天井及天柱，鼻塞上星真可取。

人门挺露号产瘕，阳跷脐心二穴主；

妇人血气痛难禁，四满灸之效可许。

脐下二寸名石门，针灸令人绝子女；

肩髃相对主瘘留，此数灸之宜推求。

腹连痷殍骨蒸患，转筋速灸承山上；

太冲寒疝即时瘳，脚气三里及风市。

腰痛昆仑曲瞅里，复溜偏治五淋病；

涌泉无孕须怀子，阴中湿痒阴跷间，

便疝大敦足大指。癫邪之病及五痫，

手足四处艾俱起；风拄地痛足骭疼，
京历付阳与仆参。心如锥刺太溪上，
睛痛宜去灸拳尖；历节痛风两处灸，
飞扬绝骨可安痊。脾虚腹胀身浮肿，
大都三里艾宜燃；赤白痢下中脊取，
背脊三焦取宜主。臂疼手痛手三里，
腕骨肘窌与中渚；巨骨更取穴谲譆，
肩背痛兼灸天柱。腰俞一穴最为奇，
艾灸中间腰痛愈；醉饱俱伤面目黄，
但灸飞扬及库房。额角偏头痛灌注，
头风眼泪视眈眈；伤寒热病身无汗，
细详孔最患无妨。寒气绕脐心痛急，
天枢二穴夹脐旁。女人经候不匀调，
中极气海与中髎；月闭乳痈临泣妙，
癥聚膀胱即莫抛。乳汁少时膻中穴，
夜间遗溺觅阴包；足疼足弱步难履，
委中更有三阴交。心神怔忡多健忘，
顶心百会保安康；两丸牵痛阴痿缩，
四满中封要忖量。四直脐心灸便沥，
胞转阴吹溺出良；忽然梦厌归泉速，
拇指毛中最可详。脑热脑寒并脑溜，
囟会穴中宜着灸；鼻中息肉气难通，
灸取上星辨香臭。天突结喉两旁间，

能愈痰涎并咳嗽；忽然痫发身旋倒，

九椎筋缩无差谬。痈疽杂病能为先，

蒜艾当头急用撚；犬咬蛇伤灸痕迹，

牙痛叉手及肩尖。噎塞乳根一寸穴，

四权骨下正无偏；大便失血阳虚脱，

脐心对脊效天然。

又歌曰：

心疼巨阙穴中求，肩井曲池躯背痛；

眼胸肝俞及命门，足瘘悬钟环跳中。

阴跷阳维治胎停，照海能于喉闭用；

大钟一穴疗心痴，太冲腹痛须勤诵。

脾胃疼痛泻公孙，胸腹痛满内关分。

劳嗽应须泻户魄，筋挛骨痛销魂门；

眼痛睛明及鱼尾，阴郄盗汗却堪闻。

苦也中风在环跳，小儿骨蒸偏历尊；

行步艰难太冲取，虚损天枢实为主。

要知脊痛治人中，痴呆只向神门许；

风伤项急风府寻，头眩风池吾语汝。

耳闭听会眼合谷，承浆偏疗项难举；

胸结身黄在涌泉，脑昏目赤攒竹穿。

两拘肘挛曲池取，转筋却先承山先；

宣导气冲与太白，开通水道阴陵边。

脚腕痛时昆仑取，股膝疼痛阴市便；

癫痫后溪疟间使，心痛劳宫实堪治。

胸满胁胀取期门，大敦七疝兼偏坠；

怯黄偏在腕骨中，五劳羸瘦求三里。

膝肿目疾行间求，肘痛筋挛尺泽试；

苦也鼻塞取迎香，两股酸痛肩井良。

偏头风病泻攒竹，咳唾寒痰列缺强；

迎风冷泪在临泣，委中肾俞治腰行。

针三阴交胎死下，心胸如病大陵将；

肩背患时手三里，两足冷痹肾俞拟。

胁下筋边取阳陵，脊心如痛针中渚，

头强项硬刺后溪。欲知秘诀谁堪侣，

此法传从窦太师，后人行之踏规矩。

二、按要

　　窦汉卿，原名窦杰，生活在金末元初时期，此时北方女真族（金）逐渐衰落，蒙古族（元）正在兴起，进而统一中国，建立元朝。待局势趋稳后，窦汉卿返回故乡河北肥乡，改名为窦默，字子声，意在今后将默不作声，又得要有好声誉，显示其隐居乡间的清高心态。从此窦氏做起了讲授经书的老师和治疗疾病的医生。

　　王国瑞之父王开得窦氏真传，又授业于王国瑞，故王氏为窦氏再传弟子，王氏所创的"逐日按时取穴法"就是在窦氏八脉交会八穴的基础上，与九宫八卦的数字相配合，根据日、时干支的数字变化而进行推演而来，即《扁鹊神应针灸玉龙经》的"飞腾八法"。

　　窦氏在针具治疗上的主要理论是"流注八法"。"流注八穴"理论奇经八脉的内容散见于《内经》,《难经》提出了"奇经八脉"的名称,《针灸甲乙经》补充了奇经的腧穴和交会穴。窦默在宋子华处得到《流注八穴》抄本的基础上,结合自己的针灸实践阐发了"流注八穴"的理论与临床应用。

　　"流注八穴"是指奇经八脉与十二正经相通的 8 个穴位,称为"八脉交会穴",后人则称之为"窦氏八穴"。窦氏重八脉交会穴应用,首见于所著《针经指南》一书,窦氏在《流注八穴》序中写道:"交经八穴者,针道之要也,然不知孰氏之所述。但序云:乃少室隐者之所传也。""予少时尝得其本于山人宋子华,以此术行于河淮间四十一年。起危笃患,随手应者,岂胜数哉!予嗜此术,亦何啻伯伦之嗜酒也。"

　　窦氏在《针经指南》中,首先谈到了奇经八脉与十二正经八穴交会的具体情况,如公孙通冲脉、内关通阴维,会合于胸、心、胃;临泣通带脉、外关通阳维,会合于目外眦、耳后、颊、颈、肩、缺盆、胸膈,等。并在《针经指南·定八穴所在》详细介绍了流注八穴的位置、归经及取穴方法,而且将其与奇经八脉相结合,总结出八穴主治病症 213 种,分别为"公孙穴主治二十七证""内关主治二十五证""临泣穴主治二十五证""外关主治二十七证""后溪主治二十四证""申脉主治二十五证""列缺主治三十一证""照海主治二十九证",且在每一穴主治之后又略言取穴操作。整体而言,窦氏对八脉交会穴的配穴称为"合穴"。取八穴治病时,"先刺主证之穴,随左右上下所在取之……如病未已,必求合穴;未已,则求之须要停针待气，使上下相接，快然失其所苦，而后出针。"

窦氏提出的"流注八穴"丰富了特定穴的理论，对后世临床产生了较大的影响。但窦氏治病并不局限于"窦氏八穴"，"针灸歌"就是全面反映窦氏针灸治病的一篇文献。

"针灸歌"这首针灸歌赋首见于《玉龙经》，是王氏父子对窦氏针灸治验的实录，尤其是"又歌"部分，就是据窦氏赋文改写而成，"流注指要赋"的 43 穴大部分被采用，仅未载其中 6 穴，充分体现了王国瑞对窦氏学术的推崇。"针灸歌"阐述了 60 余种病症的针灸治疗，选用了 80 多个腧穴，对于不同病症而做出或针或灸的不同选择，是这篇歌赋的主要特点，是一篇重视灸法的综合治疗类歌赋。

第十七节 流注指微赋

　　此歌赋为南宋（金元）时期著名医家何若愚所著。何若愚，南宋时期庐州（今安徽合肥）人，长于针灸。"流注指微赋"是在其原先著作"流注指微论"（已散佚）的基础上，为了便于记诵，于贞元元年（1153年）取其义作本赋，流传至今。本赋初载于《子午流注针经》，是一篇关于子午流注法的早期著作。《针灸大成》转载此赋时，未列作者姓名。因该书收载窦桂芳所辑的《针灸四书》，后《针灸聚英》等书转载此赋时，误作"窦桂芳撰次"，《针灸大成》转载时也误为窦氏所撰。

　　《子午流注针经》为金时阎明广所著，他十分推崇何若愚的学术思想，将何氏的"流注指微赋"置于全书之首并详加注释，其余部分则是阎明广采撷诸家编次而成。《子午流注针经》3卷，卷上为流注指微赋、流注经络井荥说、平人气象论、经隧周环图及十二经脉的循行，主病图形；卷中论子午流注；卷下为井荥歌诀及图。书中探经络之原，求针刺之理，阐述营卫之清浊，区分孔穴之部位，强调人体经脉气血的流注、开合随干支配合的不同日时而变化，是既知最早的一种论述子午流注学说的专书，后世针灸发展上出现的飞腾八法或灵龟八法盖源于此。

　　"流注指微赋"是何若愚传世的医学著作，阐述了阴阳气血、经脉流注等子午流注的基本理论，并强调了流注针法的重要性，简要叙述了基本取穴原则，还涉及了迎随和呼吸补泻等内容。

本歌赋选自《子午流注针经》。

一、歌赋

疾居荣卫，扶救者针。观虚实于肥瘦，辨四时之浅深。是见取穴之法，但分阴阳而溪谷；迎随逆顺，须晓气血而升沉。

原夫指微论中，赜义成赋，知本时之气开，说经络之流注。每披文而参其法，篇篇之旨审寻；复按经而察其言，字字之功明谕。疑隐皆知，虚实总附。移疼住痛如有神，针下获安；暴疾沉疴至危笃，刺之勿误。

详夫阴日血引，值阳气留口温针；阳日气引，逢阴血暖牢寒濡。深求诸经十二作数，络脉十五为周；阴俞六十脏主，阳穴七二腑收。刺阳经者，可卧针而取；夺血络者，先俾指而柔。逆为迎而顺为随，呼则泻而吸则补。浅羞新疴，用针之因，淹疾延患，着灸之由。躁烦药饵而难拯，必取八会；痈肿奇经而畜邪，歼获砭镵。

况夫甲胆乙肝，丁火壬水，生我者号母，我生者名子。春井夏荥乃邪在，秋经冬合方刺矣。犯禁忌而病复，用日衰而难已。孙络在于肉分，血行出于支里。闷昏针晕，经虚补络须然；痛实痒虚，泻子随母要指。想夫先贤迅效，无出于针；今人愈疾，岂难于医。徐文伯泻孕于苑内，斯由甚速；范九思疗咽于江夏，闻见言稀。

大抵古今遗迹，后世皆师。王纂针魅而立康，獭从彼出；秋夫疗鬼而获效，魂免伤悲。既而感指幽微，用针真诀。孔窍详于筋骨肉分，刺要察于久新寒热。接气通经，短长依法；里外之绝，赢盈必别。勿刺大劳，使人气乱而神臁；慎妄呼吸，防他针昏而闭血。又以常寻古义，由有藏机。遇高贤真趣，则超然得悟；逢达人示教，则表我扶危。男女气脉，行分时合。度养子时刻注，穴须依今；详定疗病之宜，神针法式。广搜难素之秘密文辞，深考诸家之肘函妙臆。故称庐江流注之指微，以为后学之模规。

二、按要

何若愚依据《内经》《难经》中有关气血流注、按时盛衰等理论，临证时使用接气通经针法，并以荣卫气血的深浅作为针刺补泻的主要依据，特别是其提出子午流注针法对后世有较大影响。

1. 按时刺灸，创用子午流注针法

子午流注的特点是按时刺灸。"子午"代表时间，"流注"是指气血流注。随着时间先后的不同，人体内的气血周流也呈现出有规律的盛衰变化：气当其时谓之开，已过未至谓之阖。把握时间，按时开取肘膝以下的五输穴，随其气血开阖而刺之，便是子午流注的中心思想。何氏发挥了《内》《难》中有关气血流注、天人相应、针刺须候气逢时等理论，首次提出了子午流注的开穴原则和具体方法。他在"流注指微论"中说："流者行也……流谓气血之行流也……注者住也。谓十二经络各至本时，皆有虚实邪正之气，注于所括之穴。所谓得时谓之开，失时谓之阖。气开当补泻，气闭忌针刺。"这是有关子午流注开穴原则的最早表述。其"流注指微针赋"中的"甲胆乙肝，丁心壬水""阴日血引，值阳气流""阴俞六十脏主，阳穴七二腑收""生我者号母，我生者名子""养子时刻，注穴必须依"等

论述，对后世子午流注的发展产生了深远的影响。

2. 补生生成，分经络而定针刺深浅

何氏根据十二经脉（脏腑）的五行属性，把"河图"生成数与十二经络相结合，提出了"补生泻成，不过一寸"的深浅补泻法。补经穴时用经脉所属五行的生数（水一、火二、木三、金四、土五），泻经穴时用经脉所属五行的成数（水六、火七、木八、金九、土十）。补阳经络穴时用其所克五行的生数，补阴经络穴时用其被克五行的生数；泻阳经络穴时用其所克五行的成数，泻阴经络穴时用其被克五行的成数。如足太阳属水，取经穴（五输穴）用其生成数，补法刺一分深，泻法刺六分深，取络穴则用火的生成数（水克火），补法刺二分深，泻法刺七分深。其余各经络取穴依次类推。何氏认为，针刺补泻的深浅必须根据经络气血的深浅来定，所谓"迎随逆顺，须晓气血而升沉"。升，指气血浅出；沉，指气血深入。针刺补泻要随其深浅，故说："迎而夺之有分寸，随而济之有浅深。深为太过，能伤诸经，浅为不及，宁去诸邪？"他用针刺的浅深来分补泻，为迎随增添新意。

3. 接气通经，施针随呼吸息数

"接气通经"法是根据各经脉的长度来推算气血运行所需的呼吸（息）次数，以达到全经气血流通，上下相接。这是何氏根据《灵枢·五十营》中"人一呼，脉再动，气行三寸；一吸，脉亦再动，气行三寸；呼吸定息，气行六寸"的认识，并结合《灵枢·脉度》中有关十二经脉长度的记载而创用的。如手三阳从手走头，"经长五

尺，施针须用九息。一息气行六寸，则气行五尺四寸，超过四寸，为催气过经。"足三阴从足走腹，"经长六尺五寸，施针须用十二息，气行七尺二寸，过经七寸等。病重者可倍此数。"这种方法，要求运针须达到一定的时间（息数）以催运气血，经络中气血周流，才能起到针刺的作用。所以何氏在"流注指微赋"中说："接气通经，短长依法。"阎明广注说："本论云：夫欲取偏枯久患荣卫诸病，多是愈而复作者，由气不接而经不通流，虽有暂时之快，客气胜真，病当未愈也。当此乃上接而下引，呼吸多少，经脉长短，各有定数立法。"

4. 观虚实肥瘦，辨四时刺分深浅

何若愚在治疗疾病时十分注重辨证论治，临证时除了区分寒热虚实、属脏属腑的不同外，特别注重时令和体质、年龄、男女的差异。在"流注指微赋"开篇，提出："疾居荣卫，扶救者针。观虚实与肥瘦，辨四时之浅深。"通过观察患者形体之肥瘦而能明确针刺深浅，肥者宜深刺，瘦者宜浅刺。根据春夏秋冬四时之气所在部位之深浅不同，应当春夏浅刺，秋冬深刺。即《内经》中"春夏刺浅，秋冬刺深""刺肥人者，以秋冬之齐，刺瘦人者，以春夏之齐"之意。四时之气不同，取五输穴的刺法为，春木旺，故刺井（木）穴；夏火旺，故刺荥（火）穴；季夏土旺，故刺输（土）穴；秋金旺，故刺经（金）穴；冬水旺，故刺合（水）穴。何若愚认为《难经》所说"一呼脉行三寸，一吸脉行三寸"是指平人脉法而言，春气生而脉气缓，夏暑热而脉行速，秋气燥而脉行急，冬气寒而脉凝注。小儿之脉应春，壮年之脉应夏，四十以上如秋，六十以后如冬。病

有寒热，脉亦有迟速，均不能与平人脉相合。因此，对于有病之人，当以一息五至为与天同度，不及，应春冬；太过，应秋夏。应春冬者，宜留针待气至；应秋夏者，呼吸数毕便宜去针。何氏还提出了"刺阳经者，可卧针而取；夺血络者，先俾指而柔"的气血浅深刺法，若刺阳经取卫气者，当卧针而刺之；夺血络取荣气者，当先以左手指揉按所刺之穴，候指下气散，方可下针，这样才能"刺荣无伤卫，刺卫无伤荣"。可为临床借鉴。

何氏的针灸学术是以营卫气血为指导本于《素》《难》而多有发挥，形成其对经络气血流注和脉气开阖理论的独特理解与论述。在这种理论的指导下，何氏临症时善用接气通经、补生泻成等针法治疗疾病，对后世针法的发展产生了一定影响。何氏的针灸理论特别是按时取穴配穴针灸理论的提出，开创了子午流注针法的先河，为后世的子午流注取穴奠定了基础。

第十八节　灵光赋

此歌赋首见于《针灸大全》。本赋撰者不详，其后《针灸聚英》《针灸大成》《针方六集》等书均加以转载。"灵"者，神也，"光"者，亮也，本赋以"灵光"为题，喻此歌诀内容的珍贵无比，灵光彻天，用之治病如神。这是一篇关于针灸临床治疗的歌诀，除了在首尾部分论述了阴阳经脉、流注补泻、五行四时外，其余均是选某穴治疗某病的内容，故其精髓在于选用单穴治疗疾病。本赋强调远道取穴、针应四时及呼吸补泻等，共列 39 病症，取穴共 42 个，具有重要的临床实用价值。

本歌赋选自《针灸大全》。

一、歌赋

黄帝岐伯针灸诀，依他经里分明说。

三阴三阳十二经，更有两经分八脉。

灵光典注极幽深，偏正头疼泻列缺，

睛明治眼努肉攀，耳聋气闭听会间，

两鼻齆衄针禾髎，鼻窒不闻迎香间。

治气上壅足三里，天突宛中治喘痰，

心疼手颤针少海，少泽应除心下寒。

两足拘挛觅阴市，五般腰痛委中安，

脾俞不动泻丘墟，复溜治肿如神医。

犊鼻治疗风邪疼，住喘却痛昆仑愈，

后跟痛在仆参求，承山筋转并久痔。

足掌下去寻涌泉，此法千金莫妄传，

此穴多治妇人疾，男蛊女孕两病痊。

百会鸠尾治痢疾，大小肠俞大小便，

气海血海疗五淋，中脘下脘治腹坚。

伤寒过经期门愈，气刺两乳求太渊，

大敦二穴主偏坠，水沟间使治邪癫。

吐血定喘补尺泽，地仓能止两流涎，

劳宫医得身劳倦，水肿水分灸即安。

五指不伸中渚取，颊车可灸牙齿愈，

阴跷阳跷两踝边，脚气四穴先寻取。

阴阳陵泉亦主之，阴跷阳跷与三里，

诸穴一般治脚气，在腰玄机宜正取。

膏肓岂止治百病，灸得玄功病须愈，

针灸一穴数病除，学者尤宜加仔细。

悟得明师流注法，头目有病针四肢，

针有补泻明呼吸，穴应五行顺四时，

悟得人身中造化，此歌依旧是筌蹄。

二、按要

古代医家的针灸取穴精简，在流传下来的针灸歌赋中，单穴独用占了很大的比重。本赋皆选用单穴治疗疾病，为其显著特点。且治疗病症范围广泛，上至头面诸窍，下到四肢百骸，内及五脏六腑，外达肌肤腠理。"标幽赋"中曾提到："盖一针中穴，病者应手而起，诚医家之所见也。"因而，用单单一个穴位针治某种疾病，多为历代针灸医家临床经验的精髓。单穴疗法选穴少，操作简便，更易为患者所接受。

试举两例加以说明。

"足掌下去寻涌泉，此法千金莫妄传，此穴多治妇人疾，男蛊女孕两病痊。"大意是涌泉一穴主要治疗妇科疾病，对男子房劳和女子孕育方面的病症疗效颇佳。"男蛊女孕"，后世医家多将其论述为多种原因引起的男性不育及女子不孕症，其病因病机复杂，属临床疑难杂症，治疗多从肝肾入手，缘于肾藏精主生殖，肝藏血主疏泄，肝肾同源，藏泄互用。本赋选用涌泉治疗此病，特立独行。涌泉为足少阴肾经之井穴，"所出为井"，井穴为经脉气血之源，气血生生不息，则胞宫得以濡养，气血充盛，则肾阳渐旺，肾精充足。又涌泉衔接足太阳膀胱经，亦可通过背俞穴调节脏腑功能，敦促人体阴平阳秘，邪不可干，故而有子。针刺涌泉穴，可使阴阳平和，气血平衡，宫暖精盛，肾气充足而四时无恙。

"膏肓岂止治百病，灸得玄功病须愈。"膏肓既是部位名，又是穴位名。作为部位，膏者，心下之部，生于脾；肓者，心下膈上之部，生于肾。所谓"病入膏肓"，就是指疾病到了这样的部位，"攻之不可，达之不及"，为病情危重，难以治愈。作为穴位，首见于《千金方》，在第四胸椎棘突下两旁，与厥阴俞平，穴近心膈，为足太阳膀胱经之背俞穴。正是因为膏肓有这些特征，所以膏肓穴位在临床上作为治疗虚损性疾病，应用广泛。《千金方》言："膏肓能主治虚羸瘦损、五劳七伤及梦失精、上气咳逆、痰火发狂、健忘、胎前产后等，百病无所不疗。"本赋用灸治的方法，充养气血、益气补虚，正合《千金方》"膏肓输无所不治""若能用心，方便求得，灸之无疾不愈矣"之意。

第十九节　百症赋

此歌赋首载于《针灸聚英》，《针灸大成》《类经图翼》等也转载此赋。高武注解："不知谁氏所作，辞颇不及于'指微''标幽'。曰百症者，宜其曲尽百般病症针刺也。而病名至多，亦有所遗焉。"意即本篇包括治疗百种病症的法则和配穴规律，但临床疾病众多，"此篇不尽，略尽其要"，提醒后世医家了解文中处方配方的基本规律，能够举一反三，灵活运用。

本赋所治病证涉及内、外、妇、儿等 96 个病症，共有 93 个处方，156 个穴位（其中 115 个为特定穴），按照头面、五官、颈项、躯干、四肢，由上到下，由内科到外科、妇科的顺序编写。所选穴位大多侧重于特定穴，如五输穴、俞穴、募穴、郄穴、络穴等，是一篇相对全面、系统介绍针灸治病取穴经验的歌赋，流传较广，在临床上有着广泛的应用价值。

本歌赋选自《针灸聚英》。

一、歌赋

百症俞穴，再三用心。囟会连于玉枕，头风疗以金针。悬颅颔厌之中，偏头痛止；强间丰隆之际，头痛难禁。

原夫面肿虚浮，须仗水沟前顶；耳聋气闭，全凭听会翳风。面上虫行有验，迎香可取；耳中蝉噪有声，听会堪攻。

目眩兮，支正飞扬；目黄兮，阳纲胆俞。攀睛攻少泽肝俞之所，泪出刺临泣头维之处。目中漠漠，即寻攒竹三间；目觉䀮䀮，急取养老天柱。观其雀目肝气，睛明行间而细推；审他项强伤寒，温溜期门而主之。廉泉中冲，舌下肿疼堪取；天府合谷，鼻中衄血宜追。耳门丝竹空，住牙疼于顷刻；颊车地仓穴，正口㖞于片时。

喉痛兮，液门鱼际去疗；转筋兮，金门丘墟来医。阳谷侠溪，颔肿口噤并治；少商曲泽，血虚口渴同施。通天去鼻内无闻之苦，复溜祛舌干口燥之悲。哑门关冲，舌缓不语而要紧；天鼎间使，失音嗫嚅而休迟。太冲泻唇㖞以速愈，承浆泻牙疼而即移。项强多恶风，束骨相连于天柱；热病汗不出，大都更接于经渠。

且如两臂顽麻，少海就旁于三里；半身不遂，阳陵远达于曲池。建里内关，扫尽胸中之苦闷；听宫脾俞，祛残心下之悲凄。

久知胁肋疼痛，气户华盖有灵；腹内肠鸣，下脘陷谷能平。胸胁支满何疗，章门不容细寻；膈疼饮蓄难禁，膻中巨阙便针。胸满更加噎塞，中府意舍所行；胸膈停留瘀血，肾俞巨髎宜征。胸满项强，神藏璇玑已试；背连腰痛，白环委中曾经。

脊强兮，水道筋缩；目瞤兮，颧髎大迎。痉病非颅息而不愈；脐风须然谷而易醒。委阳天池，腋肿针而速散；后溪环跳，腿疼刺而即轻。梦魇不宁，厉兑相谐于隐白；发狂奔走，上脘同起于神门。惊悸怔忡，取阳交解溪勿误；反张悲哭，仗天冲大横须精。癫疾必身柱本神之令；发热仗少冲曲池之津。

岁热时行，陶道复求肺俞理；风痫常发，神道须还心俞宁。湿寒湿热下髎定；厥寒厥热涌泉清。寒栗恶寒，二间疏通阴郄暗；烦心呕吐，幽门开彻玉堂明。行间涌泉，主消渴之肾竭；阴陵水分，去水肿之脐盈。痨瘵传尸，趋魄户膏肓之路；中邪霍乱，寻阴谷三里之程。治疸消黄，谐后溪劳宫而看；倦言嗜卧，往通里大钟而明。咳嗽连声，肺俞须迎天突穴；小便赤涩，兑端独泻太阳经。刺长强于承山，善主肠风新下血；针三阴于气海，专司白浊久遗精。

且如肓俞横骨，泻五淋之久积；阴郄后溪，治盗汗之多出。脾虚谷以不消，脾俞膀胱俞觅；胃冷食而难化，魂门胃俞堪责。鼻痔必取龈交；瘿气须求浮白。大敦照海，患寒疝而善蠲；五里臂臑，生疬疮而能治。至阴屏翳，疗痒疾之疼多；肩髃阳溪，消瘾风之热极。

抑又论妇人经事改常，自有地机血海；女子少气漏血，不无交信合阳。带下产崩，冲门气冲宜审；月潮违限，天枢水泉细详。肩井乳痈而极效；商丘痔瘤而最良。脱肛趋百会尾翠之所；无子搜阴交石关之乡。中脘主乎积痢；外丘收乎大肠。寒疟兮，商阳太溪验；痃癖兮，冲门血海强。

夫医乃人之司命，非志士而莫为；针乃理之渊微，须至人之指教。先究其病源，后攻其穴道，随手见功，应针取效。方知玄里之玄，始达妙中之妙。此篇不尽，略举其要。

二、按要

今人对"百症赋"的论述较多，多体现在歌赋的诊疗辨证、选穴特点、处方规律等方面。

"百症赋"文中涉及96个病证，其中80个为症状名称，故以

"百症赋"称之，这也与古人病、症不太区别有关。经络辨证是本赋主要的辨证方法，该赋76症均采用了经络辨证，这一辨证特点也是该赋区别于其他针灸歌赋的最大特色。

经络辨证主要是根据经络的循行分布（包括经络的交接、交叉、交会）、属络脏腑、联系器官、生理功能、病候特点等来确定疾病的经络归属，从而选择相应的经络治疗方法。采取了辨证归经和辨位归经两种方法。辨证归经是以临床证候表现为依据的归经形式，主要是根据《灵枢·经脉》所载十二经脉病候予以归经。属于辨证归经的症状有38个，这些症状大多都是《灵枢·经脉》的"是动病""所生病"中的症状。辨位归经是直接按病变部位的分布，观察所属经脉，辨位诊治的方法。由于十二经脉在人体的分布既有明确的部位所在，又有一定的规律可循，所以可根据疾病发生的不同部位来判断是何经的病证。属于辨位归经的症状也有38个。除此以外，本赋还运用了气血证治、脏腑证治等辨证方法，如"血虚口渴"采用了气血津液辨证，"脾虚谷以不消""胃冷食而难化""消渴之肾消"等都属于脏腑辨证。

"百症赋"用穴精简，每病症仅取1～2穴，而且以取特定穴为主。赋中156个穴位，均为十二正经和任督二脉的穴位。该赋的选穴处方大体可分为以下四大类：①按经络选穴是指在病变部位所属和相关的经络上，距离较远的部位选取穴位，体现了"经脉所过，主治所及"的治疗规律，《内经》称之为"远道刺"。赋中96症有76症采用了按经络选穴；②按病位选穴是根据病变部位选取相应的穴位，这种取穴方法与经络辨证中的辨证归经有一定的交叉。属于按病位选穴的有 38 个症状；③按部位选穴是指在病变局部或病变部位周围的范围内选取穴位的取穴方法，可谓是"腧穴所在，主治所在"的体现，共有 10 个症状采用了此种选穴方法。④按经筋选穴是根据十二经筋的分布选取相应的穴位的取穴方法，有 11 个症状采用了按经筋选穴治疗。

"百症赋"的配穴方法丰富，灵活多变，归纳起来有两大类：①按经脉配穴，其中以本经配穴（15 个）和交会经配穴（13 个）为主，其次是表里经配穴（5 个）和同名经配穴（5 个）。当某一脏腑、经脉发生病变而未涉及其他脏腑、经脉时，即遵循"不盛不虚以经取之"的治疗法则，选取本脏腑、经脉的腧穴配伍成方；②按部位配穴：以上下配穴为主。对这一原则的论述可以追溯到《灵枢·终始》中的"病在上者下取之，病在下者高取之，病在头者取之足，病在足者取之腘"，而这一配穴法在"百症赋"中得到了一脉相承的体现，也在当今的针灸临床实践中获得广泛的继承和应用。

"百症赋"中论述针灸操作方法的文字不多，其中明确提到针灸操作方法的只有四处，文字表达上用了"攻"和"泻"字，作为操作补、泻手法的原则，进行了描述。由此可以看出"百症赋"的论述重点是症状的选穴配穴，在临床上应用时，还要根据症状分析病情的轻重，辨清病位以及邪正盛衰，采取相应的补泻手法，取得最佳疗效。

第二十节 玉龙赋

此歌赋首见于《针灸聚英》，撰者未详。高武按语云："俗以玉龙为歌扁鹊所撰，盖后人之依托为之者，玉龙赋又总其要耳。"可见本赋是在"玉龙歌"的基础上撮其要而成，是将"玉龙歌"过于冗长繁复的文句"参博以为要，辑简而舍繁"而成，更便于记诵，之后《凌门传授铜人指穴》《针灸大成》《针方六集》《针灸逢源》《类经图翼》《古今医统大全》等书籍都有引用。

本赋中虽言明"总玉龙以成赋"，但是实际上在有些病症的取穴上并不完全等同于"玉龙歌"，在"辑简而舍繁"的过程中还是体现出了个人的临床特色。比如："胆寒由是怕惊心，遗精白浊实难禁，夜梦鬼交心俞治，白环俞治一般针"，此症在"玉龙赋"中则为"心俞、肾俞，治腰肾虚乏之梦遗"，后者将前者的白环俞更改为肾俞；"肾强疝气发甚频，气上攻心似死人，关元兼刺大敦穴，此法亲传始得真"一句，在"玉龙赋"中则是"期门、大敦，能治坚疝疝气"，后者将关元改为期门等。"玉龙歌"中有些内容也没有在"玉龙赋"中概述出来，如"偏正头风痛难医，丝竹金针亦可施，沿皮向后透率谷，一针两穴世间稀"，"偏正头风有两般，有无痰饮细推观，若然痰饮风池刺，倘无痰饮合谷安"，"中风之症症非轻，中冲二穴可安宁，先补后泻如无应，再刺人中立便轻"等等。

"玉龙赋"全赋共 41 句，列 85 症，载穴 128 个。

本歌赋选自《针灸聚英》。

一、歌赋

夫参博以为要，辑简而舍繁；总玉龙以成赋，信金针以获安。

原夫卒暴中风，顶门百会；脚气连延，里绝三交。头风鼻渊，上星可用；耳聋腮肿，听会偏高。攒竹头维，治目疼头痛；乳根俞府，疗气嗽痰哮。风市阴市，驱腿脚之乏力；阴陵阳陵，除膝肿之难熬。二白医痔漏，间使剿疟疾；大敦去疝气，膏肓补虚劳。天井治瘰疬瘾疹；神门治呆痴笑咷。

咳嗽风痰，太渊列缺宜刺；尪羸喘促，璇玑气海当知。期门大敦，能治坚痃疝气；劳宫大陵，可疗心闷疮痍。心悸虚烦刺三里，时疫疼疟寻后溪。绝骨三里阴交，脚气宜此；睛明太阳鱼尾，目症凭兹。老者便多，命门兼肾俞而着艾；妇人乳肿，少泽与太阳之可推。身柱蠲嗽，能除脊痛；至阳却疸，善治神疲。长强承山，灸痔最妙；丰隆肺俞，痰嗽称奇。风门主伤冒寒邪之嗽，天枢理感患脾泄之危。

风池绝骨，而疗乎伛偻；人中曲池，可治其痿躄。期门刺伤寒未解，经不再传；鸠尾针癫痫已发，慎其妄施。阴交水分三里，蛊胀宜刺；商丘解溪丘墟，脚痛堪追。尺泽理筋急之不用，腕骨疗手腕之难移。肩脊痛兮，五枢兼于背缝；肘挛痛兮，尺泽合于曲池。风湿传于两肩，肩髃可疗；壅热盛乎三焦，关冲最宜。手臂红肿，中渚液门要辨；脾虚黄疸，腕骨中脘何疑。伤寒无汗，攻复溜宜泻；伤寒有汗，取合谷当随。

欲调饱满之气逆，三里可胜；要起六脉之沉匿，复溜称神。照海支沟，通大便之秘；内庭临泣，理小腹之膜。天突膻中，医喘嗽；地仓颊车，疗口㖞。迎香攻鼻窒为最；肩井除臂痛如拿。二间治牙疼，中魁理翻胃而即愈；百劳止虚汗，通里疗心惊而即瘥。大小骨空，治眼烂，能止冷泪；左右太阳，医目疼，善除血翳。心俞肾俞，治腰肾虚乏之梦遗；人中委中，除腰脊痛闪之难制。太溪昆仑申脉，最疗足肿之迍；涌泉关元丰隆，为治尸劳之例。

印堂治其惊搐；神庭理乎头风。大陵人中频泻，口气全除；带脉关元多灸，肾败堪攻。腿脚重疼，针髋骨膝关膝眼；行步艰楚，刺三里中封太冲。取内关于照海，医腹疾之块；搐迎香于鼻内，消眼热之红。肚痛秘结，大陵合外关于支沟；腿风湿痛，居髎兼环跳于委中。上脘中脘，治九种之心痛；赤带白带，求中极之异同。

又若心虚热壅，少冲明于济夺；目昏血溢，肝俞辨其实虚。当心传之玄要，究手法之疾徐。或值坐闪疼痛之不足，此为难拟定穴之可祛。辑管见以便诵读，幸高明而无哂诸。

二、按要

"玉龙赋"内容包括内、外、妇、儿、五官的疾病，选穴着重于表里经的配合和八脉交会穴、俞募穴的使用。将"玉龙赋"与《玉龙经》中的"玉龙歌"相比较，与针灸症治有关的内容大约少了13首，比《针灸大成》《针方六集》少了6首。"玉龙赋"对"玉龙歌"进行了缩改，减少了一半以上的内容，对刺灸等多略而不语。具体选穴、配穴、针要等，参见"玉龙歌"之"按要"。

第二十一节 拦江赋

此歌赋首次见载于《针灸聚英》，撰者未详。高武按语云："'拦江赋'，不知谁氏所作，今自凌氏所编集写本针书表录于此。"凌氏当指明代针灸医家凌云。凌云，字汉章，号卧岩，归安（今浙江湖州吴兴）人。明代名医，擅长针灸，著有《经学会宗》《子午流注图说》《流注辨惑》等针灸专著，已佚，《明史·方伎传》载其用针奇效，案例颇多，言"海内称针法者，曰归安凌氏"。"拦江赋"源自凌汉章，《针灸大成》转录此歌赋时，将"拦"改作"兰"，注明"杨氏书"，应该是编者靳贤所误。

"拦江"，本意为拦截江中水流的意思，以此为本赋名，意在强调其针法有力挽狂澜之力。内容主要是叙述各科病症的取穴和治法，着重于担截补泻和八脉交会穴的应用，以及对流注、四时、三才等内容的论述。虽名曰"赋"，实为七言韵语，共选用穴位 11 个，除八脉交会八穴外，另有合谷、复溜、期门 3 穴。

本歌赋选自《针灸聚英》。

一、歌赋

担截之中数几何？有担有截起沉疴；

我今咏此拦江赋，何用三车五辐歌。

先将八法为定例，流注之中分次第。

胸中之病内关担，脐下公孙用法拦，

头部须还寻列缺，痰涎壅塞及咽干。

噤口咽风针照海，三棱出血刻时安，

伤寒在表并头痛，外关泻动自然安。

眼目之症诸疾苦，更须临泣用针担，

后溪专治督脉病，癫狂此穴治还轻。

申脉能除寒与热，头风偏正及心惊，

耳鸣鼻衄胸中满，好把金针此穴寻。

但遇痒麻虚即补，如逢疼痛泻而迎。

更有伤寒真妙诀，三阴须要刺阳经。

无汗更将合谷补，复溜穴泻好施针，

倘若汗多流不绝，合谷收补效如神。

四日太阴宜细辨，公孙照海一同行，

再用内关施截法，七日期门妙用针。

但治伤寒皆用泻，要知素问坦然明，

流注之中分造化，常将水火土金平，

水数亏兮宜补肺，水之泛滥土能平。

春夏井荥刺宜浅，秋冬经合更宜深，

天地四时同此数，三才常用记心胸，

天地人部次第入，仍调各部一般匀。

夫弱妇强亦有克，妇弱夫强亦有刑，

皆在本经担与截，泻南补北亦须明。

经络明时知造化，不得师传枉费心，

不遇至人应莫度，天宝岂可付非人。

按定气血病人呼，重搓数十把针扶，

战提摇起向上使，气自流行病自无。

二、按要

"担截之中数几何？有担有截起沉疴"，这是本赋的首两句，提到了"担截"二法。"担法""截法"首见于"马丹阳天星十二穴治杂病歌"，"合担用法担，合截用法截。"关于这两种针刺方法，后世争论很多。

冯禾昌在"破译担截法"一文中，认为"担截法"只是一种处方配穴法，其指导原则不离《内经》的宗旨，且应该与"担""截"的字义有关。担者，击也，所以担法应是一种打击、攻伐的方法；截者，止也，所以截法是一种截止、阻拦的方法。也就是说"担截"是动词而不是数量词，担截法寓有用针似用兵的方法。用担法是对病邪进行讨伐、攻击，予以重创或消灭之；用截法是在病邪行进的半途中予以伏击、阻挡、拦截，使病邪在本经祛除掉，或不能再循经发展。

王寅在"试谈'担截法'"一文中，追溯了"担截法"的历史渊源，综述了古人对担、截二字的解释。"担"是挑，担法是形容病在中者而上下取穴，并使上下两穴互相呼应；"截"有阻断之意，是取一穴从中间阻断，以泻病势之意。一般以主要的一端为用"担"，另一端用"截"。如病在脐上者用上担下截法，病在脐下者用下担上截法。还列举了八种具体担截法：上担、下担、上截、下截、上担下截、下担上截、上下担、上下截，认为对担截法的理解不应片面、孤立地认为仅是取穴配穴法，或补泻手法的运用，而应综合全面地理解。

综合各家意见，担截法主要有以下几种观点：①取穴法：担，指取两穴；截，指独取一穴。《针灸问对》："截者截穴，用一穴也；担者两穴，或手与足二穴，或两手两足各一穴也。"②补泻法：担指提法、泻法；截指按法、补法。《针灸大成》："补泻之法……再推进一豆，谓之按，为截、为随也。""凡泻针之法……退针一豆，谓之提，为担、为迎也。"③针刺法：担指右手提引法；截指左手推按法。《针灸问对》："一说：右手提引谓之担，左手推按谓之截。担则气来，截则气去。"

如果将担截法作为通畅经气（正气）、截断病气（邪气）来理解，《灵枢·周痹》中已见其端倪："周痹者，在于血脉之中，随脉以上，随脉以下，不能左右，各当其所……痛从上下者，先刺其下以过之，后刺其上以脱之。病从下上者，先刺其上以过之，后刺其下以脱之。"

"拦江赋"中将"担截法"作为针治疾病方法大纲，从"皆在本经担与截，泻南补北亦须明"一句中，似乎注重的是"担截法"的补泻运用。歌赋中更为注重的是治病选穴的问题，尤其是八脉交会穴的应用，所谓"先将八法为定例，流注之中分次第"。当然，在"拦江赋"所载的八脉八穴中也讲"担截"。取左右手足的同名穴是"担"，取上下肢的对应穴也可说是"担"。"担"注重在双穴间的协同作用，"截"则注重在单穴的阻截作用，一般都是指循经远取。

八脉交会穴是金元时代窦汉卿得于宋子华之手，又称"窦氏八穴"，也就是奇经八脉与十二正经脉气相通的 8 个腧穴。由于奇经与正经的经气通过八穴相会通，所以此八穴既能治奇经病，又能治正经病。如公孙通冲脉，故公孙既能治足太阴脾经的病，又能治冲脉的病。它是目前常用临床特定穴的重要组成部分。"拦江赋"之八脉八穴的"担截"一说，亦可作为八脉八穴临床应用之变通。

后　记

　　初次接触针灸歌赋还是在大学时代，彼时教授我们的都是业内赫赫有名的老前辈，他们一直要求我们一定要熟记一些经典的针灸歌赋，其中的好处将享用一辈子。这大概是前辈们的经验之谈，只是当时自己对此并没有太多的在意，仅仅是为了完成学业任务，做一些简单的记忆。及至三十多年的针灸临床以后，对前辈们的谆谆教诲就有了更为深刻的理解。

　　针灸歌赋是历代针灸医家在长期的临床实践中，对针灸相关基础理论和临床治疗经验的高度概括，内容包罗万象，经络、腧穴、刺法、灸法、辨治、配伍，乃至针灸禁忌等等在针灸歌赋中都有反映。"肚腹三里留，腰背委中求，头项寻列缺，面口合谷收。"短短四句20字，生动地描述了足三里、委中、列缺、合谷4个针灸常用腧穴的主治特性；"是故爪而切之，下针之法；摇而退之，出针之法；动而进之，催针之法；循而摄之，行气之法。搓则去病，弹则补虚；肚腹盘旋，扪为穴闭。重沉豆许曰按，转浮豆许曰提。"针刺十四法详备矣。文辞的优美，合仄的韵律，将"易陈而难入"的针灸理、法、方、穴等内容跃然纸上，广泛流传于世，堪比中药治疗的"经方"，彰显了针灸学说的魅力。

总体来说，针灸歌赋出现于宋代，兴盛于金元时期，鼎盛于明代，衰落于清代中后期。历代前贤留给我们的针灸歌赋数量巨大。据山东中医药大学艾莹的硕士论文《古代针灸歌赋的文献研究》，统计了 45 部针灸著作，共收载针灸歌赋 1497 首，除去重复后为 1045 首。其中包括综合治疗类 405 首，经穴定位类 539 首，八法八穴类 31 首，流注针法类 34 首和针灸禁忌类 36 首。如何从这些众多的针灸歌赋中选择有着重大学术和研究价值的内容，显然是一件颇为现实的事情。承淡安著述的《百症赋笺注及经穴摘要歌诀合编》、陈璧琉和郑卓人编著的《针灸歌赋选解》、王雪苔和沈霍夫撰著的《中国针灸荟萃——针灸歌赋之部》、贺普仁撰写的《针灸歌赋临床应用》等等，大师们从各自的角度选择中意的针灸歌赋加以诠释，给了我们一些参考答案。

笔者编写《针灸歌赋选按》，并不是认为大师们所编著的针灸歌赋有所疏漏或有所缺陷，相反却是在反复阅读大师们的著作中获得灵感，结合自己的实践与体会，选取了 58 首认为对自己针灸理论与临床确有提高的针灸歌赋编撰成书。其中经络歌赋类 10 首，腧穴歌赋类 16 首，刺灸歌赋类 11 首，治疗歌赋类 21 首。每首歌赋以概述、歌赋原文和按要等三部分为体例，着重介绍歌赋的来源、内容以及现代应用，文中涉及了当代许多学者的研究成果，笔者更多的是做了汇编工作，期望有更实用、更精彩的同类著作问世。

在本书的具体编写中，每每与妻子兼同行高洁主任探讨针灸歌赋的历史文献价值和现代应用价值，总有茅塞顿开之感受，尤为可敬的是她承担了大部分书稿的文字录入、斟酌和审阅等工作，却执意不加署名，敬意油然而生。更有同事周曼、张晖、孙柳等，对歌赋原文的查考、书稿的校对等做了大量的工作，深以为谢。再有，本书的出版得到了苏州市科技局科技发展计划—民生科技（应用基础研究—医疗卫生）相关课题的经费支持，感谢至极。

欧阳八四

2019 年 12 月